Geest-Verlag
Verlag für engagierte Literatur

für meine Familie,
meine Freunde und
meine Wegbegleiter der letzten Jahre
verbunden mit einem herzlichen Dank
an alle Förderer meiner ehrenamtlichen Tätigkeit

Evi Clus

… auch aus Steinen kann man etwas Schönes bauen!

Clus, Evi
… auch aus
Steinen kann man etwas
Schönes bauen!

Coverfoto von David Clus

Verlag: Geest-Verlag, Lange Straße 41 a,
49377 Vechta-Langförden

Autorenfoto: Foto Erwin Schultheiss, Sigmaringen
Druck: Geest-Verlag

www.Geest-Verlag.de
Tel.: 04447/856580
Geest-Verlag@t-online.de

ISBN 978-3-86685-482-6

Printed in Germany

Zur Einleitung

Dieses Buch beinhaltet einen Teil meiner Erfahrungen als Beraterin und Begleiterin für Krebspatienten und deren Angehörigen. Zudem möchte ich in diesem Buch einen Teil meiner eigenen, zum Teil schmerzvollen Erfahrungen als Krebspatientin der Öffentlichkeit preisgeben. Dies allerdings nicht, um eine Selbstdarstellung zu liefern, sondern anderen Erkrankten die Möglichkeit zu geben, bestimmte Regeln einzuhalten oder auch generell überflüssige Problemstellungen zu vermeiden. Leider musste ich die Krebsdiagnose zweimal erfahren und weiß inzwischen, was alles falsch laufen kann und was ich persönlich an falschen Entscheidungen in Zukunft auf keinen Fall wiederholen möchte.
Das andere, sicherlich etwas spektakulärere Thema dieses Buches gibt einen Einblick in meine Kindheit, in der ich viel an Schwerem und Unrechtem erfahren musste. Ausschnitte aus diesem Leben sollen auf diesen Seiten einen Platz finden, aber ein großes Stück Vergangenheit soll damit auch für mich abgeschlossen werden. An alten und verletzenden Themen auf Dauer festzuhalten, hilft keinem der Betroffenen wirklich weiter, den inzwischen Verstorbenen am allerwenigsten. Ich möchte mit der Darstellung meiner Geschichte vielen Neuerkrankten den Mut geben, ihre eigenen, sie belastenden Geschichten aufzuarbeiten. Es ist nie zu spät, seinem Leben eine andere Richtung zu geben, um nicht ständig wieder in der typischen Opferrolle zu landen. Keiner wird als Märtyrer geboren. Jeder Mensch ent-

scheidet für sich, wie viel er den einzelnen Stationen, Situationen und Personen in seinem Leben an Bedeutung einräumt. Leider gibt es viele Menschen, die ihr Leben lang nur von anderen benutzt werden. Aus gutem Grund ändert das Lebensumfeld seine Haltung nicht, würde dadurch die eigene Lebensqualität doch eingeschränkt.
Eigenverantwortung zu übernehmen, ist das Allerwichtigste im Leben, nur dadurch kann ich das Maß meines Selbstwerts selbst bestimmen. Dies gilt auch oder gerade für kranke Menschen. Jeder von uns hat es persönlich in der Hand – wie schwer sein Schicksal auch sei –, wertvolle Begegnungen zu erleben und konstruktive Erfahrungen zu machen. Wir dürfen niemals die Macht über unseren Körper komplett abgeben, denn nur wir allein sind verantwortlich für unsere Lebensqualität. Nur wenn absolut nichts mehr machbar ist, sollten wir andere Menschen die Verantwortung übernehmen lassen. Unser Körper sagt häufig rechtzeitig allein schon ‚Stopp' bei unguten und gefährlichen Ereignissen, doch wir registrieren es einfach nicht. Es muss immer wieder erst durch eine Krankheit oder durch ein schweres Unglück ein Umdenken stattfinden. Wir haben es offensichtlich zum Teil verlernt, auf unser Bauchgefühl zu hören, obwohl uns dieses meistens die richtige Entscheidung anzeigt.

Viele Steine lagen von Kindheit an auf meinem Weg und brachten mich zum Stolpern. Davon möchte ich einzelne Dinge und Ereignisse aufgreifen und in ihrer

Bedeutung hinterfragen. Die Dramatik vieler Schicksalsschläge ist, wie ich an mir selbst erleben durfte, wenn man sie einmal verarbeitet hat, bei Weitem nicht mehr so hoch. In den Momenten der Erinnerung erhalte ich auch die Chance, meine individuelle Geschichte endgültig abschließen zu können. Meine Verletzlichkeit bestimme ich daher inzwischen bis zu einem gewissen Grad selbst. Es ist nie zu spät, seinem Leben andere, wichtigere Werte zu vermitteln.

Nach der Krebsdiagnose fällt in meinem Leben sehr vieles erbarmungslos durch ein Raster. Es fällt mir inzwischen auch nicht mehr so schwer, wenn manche Personen dabei zurückbleiben. Wir selbst sollten und müssen entscheiden, welche Menschen uns in unserem zukünftigen Leben begleiten und wem wir keinen Platz mehr einräumen wollen. Es gehört sehr viel Mut dazu, auch Dinge beim Namen zu nennen und schmerzvolle Erlebnisse aufzuarbeiten. Aber ich kann aus eigener Erfahrung behaupten, es lohnt sich! Die sich wirkliche Freunde nennen, müssen erst beweisen, dass sie diese Bezeichnung tatsächlich verdienen. Manchmal hängt man Sympathie an falsche Freunde, die zwar immer von mir wollen, aber nicht bereit sind, auch zu geben. Wie heißt es so treffend: Freunde lernt man in der Not kennen.

Sehr oft höre ich von erkrankten Menschen, dass sich das gewohnte Umfeld drastisch verändert und viele vertraute Gesichter plötzlich nicht mehr präsent sind. Wie feige ist das von Menschen in unserem Umfeld? Natürlich ist es nicht wirklich hilfreich, wenn man nach

einer Krebsdiagnose einmal anruft und fragt: Wie geht es dir? Wie soll es mir schon gehen nach einer solchen Hiobsbotschaft? Besser wäre es für einen Freund zu sagen: Wenn du mich an deiner Seite brauchst, bin ich da.
Das sind einfach grundlegende Regeln, die vielleicht nicht jeder beherrschen kann, wahrscheinlich ist das von manch einem zu viel verlangt. Aber zugleich frage ich mich: Wie sonst soll man Krisen im Leben bestehen, wenn man nicht einfache Grundregeln beherrscht? Versagt nicht sonst beim ersten großen Sturm die wahre Freundschaft?

Wenn du begeisterungsfähig bist, kannst du alles schaffen. Begeisterung ist die Hefe, die deine Hoffnungen himmelwärts treibt. Begeisterung ist das Blitzen in deinen Augen, der Schwung deines Schrittes, der Griff deiner Hand, die unwiderstehliche Willenskraft und Energie zur Ausführung deiner Ideen. Begeisterte sind Kämpfer. Sie haben Seelenkräfte. Sie besitzen Standfestigkeit. Begeisterung ist die Grundlage allen Fortschritts. Mit ihr gelingen Leistungen, ohne sie höchstens Ausreden.
Henry Ford

Jedem Menschen gebührt Achtsamkeit

Es war ein Tag, der mir wohl immer in Erinnerung bleiben würde. Schon recht früh morgens rief mich eine verzweifelte weibliche Stimme ans Telefon. Zwischendurch weinte die Frau so heftig, dass ich sie kaum noch verstehen konnte. Dabei entschuldigte sie sich ständig für ihren morgendlichen Überfall. Ich nenne sie hier mal Carola, die Namen aller Betroffenen in diesem Buch sind nicht die wirklichen, um sie zu schützen.

Carola hatte von meinen vielen Aktionen für Krebskranke gelesen oder gehört und bat mich um Hilfe für ihre kleine Tochter, einem Kleinkind mit einem Hirntumor. Alle medizinischen Möglichkeiten waren bei ihrem Kind inzwischen erfolgt und die Hoffnung, das einzige Kind zu behalten, war zum damaligen Zeitpunkt relativ gering. Carola erzählte unter Tränen, dass leider auch die finanziellen Mittel völlig ausgeschöpft wären und sie nun an der existentiellen Grenze leben müssten. Kleinigkeiten für die wenigen Wünsche der Tochter würden am nötigen Kleingeld scheitern. Zur Angst um das Leben des Kindes kämen nun die finanziellen Sorgen dazu. Eine leider zu häufige Kombination. Alle Reserven wären nun aufgebraucht. Der derzeitige Alleinverdiener, ihr Mann, könne nicht mehr als das Nötigste bewältigen.

Ich kann mir vorstellen, dass man sehr verzweifelt sein muss, wenn man solche Wege beschreitet, wildfremde Menschen wie mich um Hilfe zu bitten. Im direkten Umfeld der Familie waren alle Möglichkeiten ausgeschöpft, wie ich dem Gespräch entnehmen konnte. In einer solchen Situation fühlte ich mich in meiner Verantwortung gefordert und überlegte, wo und wie ich am besten ansetzen konnte.

Bei dem damaligen Telefonat gab es meine erst vor knapp zwei Jahren gegründete *Angelo-Stiftung für krebskranke Kinder und Hilfestellung für Kinder von krebskranken Eltern* noch nicht. Da wäre eine sofortige Maßnahme natürlich leichter gewesen, denn für schnelle Hilfe haben wir in der Stiftung ein kleines Polster für Ersthilfe in der Region geschaffen. Damals war also guter Rat teuer.

Nach einem ersten Treffen und mit Einverständnis der Mutter druckte ich nach weiteren Informationen kleine Plakate mit dem Bild und den aktuellen Daten des kranken Mädchens und fuhr am darauffolgenden Tag los, um im näheren Umkreis diesen Aufruf um Hilfestellung wirksam für die Öffentlichkeit überall anzubringen.

Natürlich wird in jedem einzelnen Fall vorher die Bedürftigkeit geprüft, um Missbrauch vorzubeugen.

Die Selbsthilfearbeit für Krebspatienten und meine erste Selbsthilfegruppe waren zum damaligen Zeitpunkt im regionalen Raum schon sehr bekannt, da es wenige Anlaufstellen für Krebspatienten und Angehörige in unserer Gegend gibt. Benefizveranstaltungen und Ärztepodien mit entsprechenden Themen veranstaltete ich zur damaligen Zeit bereits regelmäßig und die Öffentlichkeit wusste, dass alle Arbeit ehrenamtlich und ohne bürokratisch teuren Aufwand erfolgte. Einige

Mediziner aus Tübingen, Heidelberg und Sigmaringen kamen regelmäßig in meine Gruppe, um auf Augenhöhe mit den Betroffenen zu diskutieren.
So bekam durch die Mobilisierung der Öffentlichkeit auch Carolas Familie innerhalb kürzester Zeit eine Möglichkeit, alles für das Kind anzuschaffen, was notwendig war. Begleitende Maßnahmen, die keine Kasse bezahlt, konnten durchgeführt werden. Es dauerte nicht lange, da bekam ich Bilder von einer Familie, die wieder neue Hoffnung schöpfte. Die Kleine war auf einem Auge fast blind und man sah ihr an, dass sie schwer krank war. Nun konnten zusätzlich im Garten Spielgeräte angeschafft werden, die so viel Normalität wie nur möglich für das Kind boten. Dieses bisschen Normalität war für das kleine Mädchen und ihre Eltern eine große Hilfe, da sie sehr viel Zeit in der Klinik verbrachten. Man muss wissen, dass durch die notwendige Therapie die kleinen Kinder äußerst geschwächt sind und auch schneller durch Infektionen belastet werden, da die Abwehr stark beeinträchtigt ist. Man muss gut aufpassen, während der Therapie keine zusätzlichen Krankheiten zu riskieren. Öffentliche Spielplätze und Menschenansammlungen sollen gemieden werden, um eben gerade das Ansteckungsrisiko zu minimieren.
Derzeit ist die Kleine in einem sicheren Bereich und wird hoffentlich noch viele Jahre leben – doch alles haben wir nicht in der Hand. Das wird von höchster Ebene entschieden – und der liebe Gott lässt sich in sein Handwerk nicht dreinreden. Aber es ist für mich und alle Helfer ein wichtiges Ziel, krebskranken Men-

schen in ihrem schweren Schicksal zumindest eine existentiell abgesicherte Lebenssituation zu ermöglichen. Die ihnen verbleibende Zeit, egal wie lang sie sein mag, soll für die Betroffenen zumindest eine abgesicherte Lebensmöglichkeit beinhalten.

Achtsamkeit in allem Tun, das gibt deinem Leben einen zarten Hauch. Da bist du ganz gegenwärtig, ganz eins mit dir und den Dingen. Aber diese Achtsamkeit ist uns nicht einfach geschenkt. Sie will täglich geübt werden.
Anselm Grün

Zu Pater Anselm Grün muss ich sagen, dass er mich bei Vorträgen in unserer Nähe sehr beeindruckt hat. Er schafft es immer, für viele meiner Gedanken die richtigen Worte zu finden und mich in seinen Bann zu ziehen. Ein großer Mensch mit großen Gefühlen! In seinen Büchern findet man sich wieder.

Jeder hat das Recht auf Beratung und Hilfe

Die geschilderte Situation mit dem Mädchen ist nur ein Fall von vielen, die ich ständig erlebe.

Dazwischen führe ich viele Beratungen von krebskranken Menschen beider Geschlechter und aller Altersstufen durch. Die ersten Jahre beriet ich nur Frauen, aber später gesellten sich auch einige Männer dazu und baten mich um Hilfe.

Frauen waren eher bereit, sich bei ihrer Behandlung auf ein Stück Öffentlichkeit mit mir einzulassen. Inzwischen kommen sehr viele betroffene Männer aller Altersstufen auf mich zu, um die guten Kontakte zu den Ärzten aus verschiedenen Einrichtungen zu nutzen. Sehr viele Erkrankte bitten mich um Begleitung bei schwierigen Arztterminen oder bei der Vorstellung in Kliniken. Wenn es zeitlich machbar ist, können diese Betroffenen mit meiner Hilfe rechnen. Bei Schwerstkranken, also dann, wenn die Krankheit bereits fortgeschritten ist, helfe ich bei notwendigen Anträgen und manchmal auch Streitigkeiten, damit dem Patienten seine ohnehin stark eingeschränkte Lebensqualität nicht vollends verloren geht. Es ist zum Teil nicht anders denn als armselig zu beschreiben, dass in einem so reichen Land wie dem unsrigen lebensnotwendige Dinge mit viel Mühe und Aufwand erstritten werden müssen. Aber hervorragende Mediziner und Leute aus dem Gesundheitswesen aus Tübingen, Bonn, Heidelberg, Stuttgart, Ulm und Friedrichshafen und sogar aus Marburg und Berlin konnte ich inzwischen sehr oft für Patienten, aber auch für die Angehörigen vermitteln, inzwischen sogar aus Radebeul bei Dresden. Es hat sich zu sehr vielen Ärzten und Mitarbeitern im Gesundheitswesen sogar eine lockere Freundschaft und Verbindung entwickelt, die ich nicht mehr missen möchte. Bei diversen Veranstaltungen wie Ärztepodien sind sehr oft Erkrankte und auch Ehepaare anzutreffen, die unsere wertvollen Kontakte zu den Medizinern und Therapeuten nutzen wollen. So macht es Sinn, in ständigem Kontakt mit allen zu bleiben. Doch darüber hinaus sind mir diese Menschen wichtig, weil ich sie alle schätze und lieb gewonnen habe.

Wertvolle Kongresse und Fortbildungen, die ich ständig besuche, führen immer wieder zu neuen Erkenntnissen und erweitern mein Wissen, vor allem entstehen dadurch für Neuerkrankte zahlreiche wichtige und neue Begegnungen, von denen wir alle profitieren können. Ich habe mir die Mühe gemacht, eine kleine Statistik zu erstellen, wie viele Betroffene und Angehörige ich im vergangenen Jahr betreut habe, und komme auf über 300 Personen. Das ist für ein Jahr Betreuung eine ganze Menge. Am meisten erstaunt mich, dass diese Begegnungen häufig keine einmaligen Vorgänge sind, sondern dauerhafte Verbindungen bestehen bleiben. Oft kann ich es als gegenseitig wertvolle Erfahrung im Krankheitsverlauf verbuchen.

Sehr oft höre ich von betroffenen Personen lange Zeit nichts mehr, bis ich plötzlich von völlig veränderten Menschen erfahre, dass es ihnen inzwischen wieder gut geht, sie sich einfach nur bedanken möchten, weil ich ein Stück des Weges mit ihnen gestalten durfte. Das macht mich sehr glücklich und ich bin stolz darauf, weil es mir gelungen ist, die Dramatik einer Krebsdiagnostik etwas zu entschärfen und auch Mut zu machen für ein zweites Leben.

Die größten Zweifler kann man mit Geduld und Liebe überzeugen, dass es sich wirklich lohnt, den kleinen Krieg gegen Bürokratie und Interesselosigkeit auf sich zu nehmen. Wenn ich über viele Jahre meine Arbeit verfolge, sind wir doch bereits ein ganzes Stück weitergekommen.

Wertvolle Treffen mit allen möglichen Personen aus der Politik und dem Gesundheitswesen, die sich selber immer wieder von Zeit zu Zeit melden, bereichern meinen Alltag. Da ist zum Beispiel Petrus. Er war lange Zeit Gefangenenseelsorger und betreute viele Menschen, die ein Stück weit von der Normalität abgekommen sind, Menschen, die unter den Brücken leben, Drogenkranke, eigentlich alle, die den Anschluss an ein gesundes soziales Netz verloren haben. Immer wenn Petrus wieder ein Buch fertig geschrieben hat, bekomme ich eines seiner ersten Exemplare mit Widmung als Geschenk und wir haben wieder Kontakt. Er ist sicher eine große Stütze mit viel Herz für diese Menschen. Durch ihn habe ich sicherlich auch gelernt, dass niemand das Recht hat, auf diese Außenseiter der Gesellschaft verächtlich herabzuschauen, kann man doch sehr schnell selber in eine solche soziale Schieflage geraten.

Persönlich kenne ich einen Fall, der durch einen schweren Unfall die gesamte Familie verloren hatte und schließlich den Trost im Alkohol suchte. Der Absturz war somit bereits vorprogrammiert.

Die Versöhnung zwischen zwei Menschen braucht kein großer Akt zu sein. Ein fester Händedruck, eine Umarmung, ein Lächeln, ein Augenzwinkern, ein gutes Wort kann genügen, um miteinander wieder ins Reine zu kommen. Viele Feindseligkeiten sind die Folge des eigenen Unfriedens. Darum ist es so wichtig, dass wir uns mit uns selbst aussöhnen und uns das Leben nicht mit Selbstvorwürfen unnötig schwer machen. Wäre ich doch ... Hätte ich nur nicht ... Wie konnte ich nur ... Wir können nur einen Weg im Leben gehen. Und der geht leichter zu Ende, wenn wir mit uns selbst im Reinen sind und anderen verzeihen.
Aus: Den Abschied buchstabieren von Petrus Ceelen

Manche Wege kann man nicht gemeinsam gehen

Ein anderer dramatischer Tag bleibt mir auch für immer in Erinnerung. Eine junge Frau mit fortgeschrittenem Brustkrebs, der überall bereits Metastasen verursacht hat, ruft mich an und erzählt ganz gelassen von ihrem geplanten Suizid. Mir läuft es kalt den Rücken runter, aber ich bemühe mich, ruhig zu bleiben und auf sie einzuwirken. Wir reden bestimmt eine gute Stunde miteinander und irgendwann ist diese noch sehr junge Frau bereit, sich mit mir zu treffen.

Was soll ich weiter erzählen? Diese junge Frau hat sich inzwischen mit ihrer Erkrankung auseinandergesetzt und kann ein Stück weit damit auch leben. Heilung ist natürlich nicht möglich, aber ein Arrangieren mit der Gesamtsituation, natürlich in engmaschiger Kontrolle. Allerdings von Selbstmord redet sie schon lange nicht mehr.

Man muss dabei wissen, dass sich ihr Partner von ihr getrennt hat, nachdem die Aussage der Ärzte im Raum stand. Er wollte mit einer gesunden Frau eine Familie gründen und sich nicht mit schweren Krankheiten auseinandersetzen. Aber mit professioneller psychologischer Betreuung haben solche gefährdeten Patienten eine Chance auf ein weiteres Leben.

Solche Fälle von Trennung bei Krebs passieren leider immer häufiger. Ich denke an eine junge Frau, die an ihrer Ehe klammerte, aber insgeheim wusste, dass es der Partner nicht auf Dauer würde ertragen können, eine Frau mit nur einer Brust an seiner Seite zu haben.

Vor Monaten traf ich diese Frau wieder und sie berichtete sehr gefasst und beinahe erleichtert von ihrer vollzogenen Trennung.
Das war für mich absolut keine Überraschung, wie sie mir auch ansehen konnte. Seltsamerweise haben es die eigenen Kinder befürwortet, dass sich die Eltern nach jahrelangem Streit trennten. Auch das spricht für sich.

Was für manche vielleicht eine schwere Bürde ist, war mein Glück, denn die Krankheit hat mir geholfen, mein wahres Ich zu erkennen.
Anastacia, amerikanische Sängerin

Die Notwendigkeit von Hilfestellungen

Erst als ich vor vielen Jahren meine eigene Krebsdiagnose erhielt, wurde mir bewusst, wie viele Menschen im Umfeld an Krebs erkrankt sind. In manchen Ortschaften meiner Region sind es ganze Straßenzüge, in denen fast jedes Haus Krebspatienten beherbergt.
Was ist nur los? So etwas kann doch nicht zufällig passieren und weiß Gott leben nicht alle Menschen ungesund. Unter den Betroffenen sind auch sehr viele sportbegeisterte und ernährungsbewusste Menschen.
Ich bin überzeugt davon, dass Geschehen wie im April 1986, die Katastrophe von Tschernobyl, Spätfolgen nach sich ziehen. Wenn man bedenkt, dass man selbst heute nach so vielen Jahren noch eine gewisse Belastung in den Böden nachweisen kann, wäre es ein Wunder, wenn wir Menschen verschont geblieben wären.
Und wie viele Dinge werden in der Öffentlichkeit verschwiegen, um keine Hysterien in der Bevölkerung auszulösen! Nur Einzelfälle kommen durch die Presse an die Öffentlichkeit. Auch durch eine optimale biologische und bewusste Ernährung lässt sich nicht in jedem Fall eine Erkrankung verhindern.
Aber eines ist ebenfalls gewiss: Zwar ist eine Krebsdiagnose auch heute noch absolut schlimm, aber sie ist nicht zwangsläufig ein Todesurteil. Das sollte man allen Neuerkrankten erst einmal mit auf den Weg geben, stirbt die Hoffnung doch zuletzt. Aber leider ist eine solche Sensibilität für die Verfassung von Betroffenen nicht bei allen im Gesundheitswesen Tätigen genü-

gend ausgeprägt. Es ist notwendiger denn je, für ausreichend Psychoonkologen zu sorgen, um den Betroffenen und auch den Angehörigen eine oder mehrere Beratungen in ihrer oft ausweglos erscheinenden Situation als Hilfe anzubieten. Es ist nun einmal nicht allen Betroffenen möglich, die Situation allein zu bewältigen. Oft fängt das große Dilemma in der Familie an und hört bei der beruflichen Situation oder Karriere auf. Die Pläne vieler Menschen, sei es ein Hausbau oder eine andere große Anschaffung für die Familie, scheitern von einer Minute zur anderen wegen dieser plötzlichen, absolut nicht einkalkulierten Krebsdiagnose. Ein Verdiener fällt häufig komplett aus, und wenn es ganz schlecht läuft, sind beide Partner nicht mehr voll belastbar. Die Lebenskrise ist perfekt.
An solche Dinge möchte ein gesunder Mensch nicht denken, wenn der Himmel noch voller Geigen hängt. Schicksalsschläge lassen sich nun mal nicht einplanen. Natürlich geben viele Therapiemöglichkeiten und ein großes Angebot der Pharmaindustrie und Naturheilkunde in der heutigen Zeit den Krebserkrankten nach und nach wieder vermehrt Lebensqualität zurück. Aber das allein reicht bei Weitem nicht aus.
Begleitend kann man natürlich sehr viele Mittel aus der Natur nutzen. Aber vieles dauert lange, bringt auf den ersten Blick und auch auf den zweiten nur langsame Erfolge. Scharlatane haben leider auch diese Lücken erkannt und profitieren auf unverschämte Weise davon. Wundermittel für unglaubliches Geld, wer wird dabei nicht schwach, wenn die Frage Tod oder Leben

ansteht? Viele Einschränkungen, die man an manchen Tagen kaum ertragen kann, und belastende Therapien hinterlassen zudem oft schwerwiegende Spuren. Eine dauerhafte grundlegende Erschöpfung macht sich bei vielen Betroffenen häufig bemerkbar.
Was ist zu tun? Die Hände in den Schoß legen und resignieren ist der letzte Weg. Positives Denken und Tun ist nicht jedermann gegeben, aber man kann und sollte versuchen, es ein Stück weit zu lernen.

Gedankenglocken
Heute über den Wolken schweben und auf den Sternen tanzen. Heute einmal im siebten Himmel sein, denn meine verlorenen Stunden hängen an einem Zweig vor dem Fenster wie luftige Kugeln und warten, mit mir davonzuschweben ins Reich der tausend Gedankenglocken, damit ich sie klingen lasse, und klingen und klingen und klingen ...
Gabriele Lins

Diskriminierung bei Erkrankung erfahren

Natürlich ist das soziale Netz jedes einzelnen Krebspatienten mal mehr, mal weniger infrage gestellt. Berufstätige werden gelegentlich wegen ihrer Erkrankung und damit verbundener Fehlzeiten gemobbt, oftmals treibt diese Situation die Betroffenen als letzten Ausweg in eine Kündigung, weil sie das Nervenkostüm für Auseinandersetzungen einfach nicht mehr haben.
Viele belastende Alltagsprobleme kann man nicht ausschließlich auf den Krebs fokussieren. Er passt halt zu häufig in das berufliche Umfeld geschickt hinein. Eine ausreichende Rechtsberatung kann auf keinen Fall schaden, sonst ist man in vielen Situationen schutzlos ausgeliefert.
Auch im privaten Bereich entzieht man vielen Krebspatienten im Alltag ihr gesundes Selbstwertgefühl. Da könnte ich manchmal aus der Haut fahren, wenn ich miterlebe, wie man mit den Erkrankten umgeht, was für absolut unmenschliche, entwürdigende Geschichten ich mitbekomme. Selbst in Chefetagen treibt das berühmte Mobbing sein Unwesen. Ich habe es bei Patienten schon öfter erfahren müssen. Wenn kein funktionierender Betriebsrat in der Nähe ist, sieht es leider oft sehr schlecht aus. Viele Mitmenschen haben ein Problem mit Erkrankten. Unmenschlichkeit lässt grüßen!
Es weiß doch kein Mensch, was ihn morgen erwartet, deshalb sollte man sich nicht selbst auf einen Thron setzen und auf andere herabsehen. Schicksalsschläge

klopfen nicht an und fragen, ob es gerade genehm ist! Sie fallen mit der Tür ins Haus. Beinahe hochnäsig werden Menschen, die nicht der Norm entsprechen, von vielen von oben herab angesehen. Bei Menschen unterschiedlicher Herkunft oder anderer Hautfarbe spricht man bei solch einem Verhalten von Diskriminierung. Wie betitelt man das, was mit Menschen geschieht, die von heute auf morgen eine schwere Erkrankung erfahren müssen und deswegen ausgegrenzt werden? Selbst Gewaltpotenziale schaukeln sich in manchen Arbeitsverhältnissen plötzlich hoch – das ist nicht akzeptabel und muss in jedem Fall unterbunden werden. Da interessiert sich keiner mehr für vorhandene Kompetenzen oder Erfolge, das ist plötzlich zweitrangig. Langjährige Zugehörigkeit und Mitarbeit mit großen Erfolgen zählen plötzlich nicht mehr.
Auf meinem Weg treffe ich sehr viele Menschen mit verletzten und verwundeten Seelen, deren Inneres auf ein kaum erträgliches Maß reduziert wurden. Da braucht es sehr viel Liebe und Verständnis, um zu verhindern, dass man mit der Erkrankung komplett abstürzt. Leider gibt es viele Patienten, die noch vor der Therapie aufgeben, einfach resignieren. Ich versuche bei meiner Arbeit, positive Gefühle zu vermitteln, bin ich doch selber durch eine sehr harte Schule des Lebens geschleust worden. Narben beziehen sich in den seltensten Fällen auf den körperlichen Eingriff.

Wenn wir etwas verlieren, das in unserm Herzen wohnte, das uns zutiefst berührte und zu uns gehörte, dann verlieren wir viel von uns selbst. Wenn wir etwas hergeben müssen, mit dem wir eng verbunden waren, an dem wir litten und uns freuten, dann verlässt uns ein Teil von uns selbst. Auch wenn das Verlorene für immer verloren bleibt, geht nichts von der Liebe verloren, der wir uns hingegeben haben.
Vom Verlieren und Finden von Petra Stadtfeld

Fünf erloschene Kerzen

Ich denke gerade an einen Fall, den ich noch in der Klinik erlebte, als eine junge hübsche Frau weinend auf dem Klinikgang kauerte. Also ging ich zu ihr hin und bot ihr meine Hilfe an. Als die junge Frau erzählte, dass ihr soeben der Ehemann den Ring hingeworfen hätte, konnte ich kaum glauben, wozu Menschen fähig sind. Dieser jungen Frau war ein fortgeschrittener Brustkrebs diagnostiziert worden, die Brust würde wohl oder übel entfernt werden müssen. Die Erfüllung des Kinderwunschs würde somit erst einmal in weite Ferne rücken. Das führte zu dieser Reaktion des Ehemannes. Er sah nur, dass seiner Firma in der nächsten Zeit kein Erbe in Aussicht stand. In Gedanken war seine Familie bereits komplett aufgestellt. Seine Planung mit dieser Frau war doch eine ganz andere.

Nach einem langen Gespräch hatte ich die Patientin wenigstens so weit, dass sie sich erst einmal auf die Operation am andern Tag konzentrierte. Wir führten danach noch viele Gespräche, weil diese Frau Vertrauen zu mir gefasst hatte, und eigentlich war genau diese Patientin der Auslöser für meine spätere Gründung der ersten Selbsthilfegruppe. Dazu kam noch eine sehr gute Verbindung zu Jens, einem Arzt, der mich bis zum heutigen Tag begleitet. Er bestärkte diese Idee und war dann auch der erste Referent in meiner Gruppe. Heute sind wir, so kann ich es wirklich behaupten, gute Freunde, die sich regelmäßig sehen und austauschen. Und ich kann mich bis zum heutigen

Tag, selbst viele Jahre später, immer noch auf ihn verlassen.
Nun erinnere ich mich an ein Ereignis vor ein paar Jahren. Wir veranstalten einmal im Jahr in der Kirche eine Jahresmesse, wofür jeweils ein kleines Programm vorbereitet wird. Ein großes Herz aus Spanholz wird mit etlichen Teelichtern bestückt und in die Mitte des Herzens streue ich viele rote Rosenblüten. Das riesige Herz mit den angezündeten Teelichtern kommt mit Genehmigung des Pfarrers während der Messe in der Kirche vorne an den Altar. Das sieht immer sehr feierlich aus. Begleitend hatten wir die ersten Jahre einen Solosänger, der stets sehr ergreifend das Ave Maria sang. In den letzten Jahren tritt ein Gospelchor auf, der mit seinen sehr zu Herzen gehenden Liedern die Menschen in der Kirche gut erreicht. Ein Teilnehmer der Gruppe oder ich selber darf dann am Altar etwas Individuelles sprechen.
An einem der speziellen Tage des Jahreskonzerts passierte Folgendes: Wir hatten alle Lichter angezündet und noch bevor die Messe richtig anfing, gingen schlagartig genau fünf der vielen Lichter aus. Es gab nirgends eine offene Türe mit Zugluft oder eine andere Erklärung für das Verlöschen der Kerzen. Eine Frau aus meiner Gruppe, die neben mir Platz genommen hatte, machte mich dann darauf aufmerksam, dass es so viele Kerzen waren, wie wir das vergangene Jahr Betroffene an die Krankheit verloren hatten. Sie konnte sich so gut daran erinnern, weil wir es erst kurz davor in der Runde diskutiert hatten. Nun wurde mir doch ganz

seltsam zumute. Gut, viele würden behaupten, dass dies ein Zufall gewesen sei, aber merkwürdig war es trotzdem. Gibt es doch oft Dinge zwischen Himmel und Erde, die man nicht immer mit Worten erklären kann.

Das Leben an sich, mit seinen Höhen und Tiefen, mit seinen Licht- und Schattenseiten, mit seinem Auf und Ab, mit Schmerz und Freude ist eine Herrlichkeit. Es ist immer spannend, das Leben anzuschauen und staunend zurückzutreten, um seinem Geheimnis nachzuspüren.
Anselm Grün

Auch Berater wollen beraten sein

Später beschloss ich, einen mehrtägigen Hospizkurs zu besuchen, der in einem Kloster ganz in der Nähe von einem anerkannten Referenten, Prof. Burgheim, durchgeführt wurde. Für mich sah ich eine solche Auseinandersetzung als notwendig an, um mit Verlusten in der Gruppenarbeit besser umgehen zu können. Zum Glück waren es in den darauffolgenden Jahren nie mehr so viele Teilnehmer aus den Gruppen, die verstorben waren. Da war ich dann schon etwas beruhigt, denn es ist so, dass sich durch die vielen gemeinsamen Stunden in den Gruppen ein grundsätzliches Vertrauen untereinander und eine familiäre, oft beinahe liebevolle und freundschaftliche Verbindung entwickelt.

Zwischen den Teilnehmern bilden sich kleine Gruppierungen und Freundschaften, von denen viele weiter profitieren. Man gelangt aber auch immer wieder an Grenzen, an Problemstellungen, die für mich persönlich nicht so einfach wegzustecken sind. Daher sind die monatlichen Supervisionsstunden in Tübingen mit hervorragenden Psychoonkologen immer sehr hilfreich, sicherlich auch für die anderen Teilnehmer. Allen, die im Beratungsbereich in der Onkologie tätig sind, kann ich so eine Supervision nur dringend anraten.

In diesem Zusammenhang noch eine wunderschöne Geschichte, die ich bereits in verschiedenen Kirchen vorgetragen habe und die immer wieder gewünscht wird. Ich zitiere sie im nachfolgenden Kästchen:

Meeresblick

Denk dir ein Bild. Weites Meer. Ein Segelschiff setzt seine weißen Segel und gleitet hinaus in die offene See. Du siehst, wie es kleiner und kleiner wird. Wo Wasser und Himmel sich treffen, verschwindet es. Da sagt jemand: Nun ist es gegangen. Ein anderer sagt: Es kommt. Der Tod ist ein Horizont, und ein Horizont ist nichts anderes als die Grenze unseres Sehens. Wenn wir um einen Menschen trauern, freuen sich andere, ihn hinter der Grenze wiederzusehen.

Henry de Winter

Ich erinnere mich an einen Kongress in Berlin, den ich mit zwei Freundinnen besuchte. Dort hatten wir abends die Möglichkeit, bei einer Live-Sendung eines Fernsehsenders dabei zu sein. Vom Messegelände weg, ohne sich eigens vorzubereiten, ging es los. Es erwies sich schon als spannend, als wir mit einem VIP-Bus zum Fernsehstudio gebracht wurden. Unterwegs gab es bereits Snacks und Getränke. Dort im Studio von SAT 1 angekommen, trafen wir illustre Gäste und Stars, dazu Essen und Trinken vom Feinsten und Allerfeinsten. Auch von politischer Seite waren wichtige Vertreter anwesend, natürlich mit großem Gefolge. Meine vertrauten Ärzte aus Tübingen waren ebenfalls da. Zu meiner Freude hielt unsere Gruppe als eine der wenigen durch bis in die frühen Morgenstunden. Es war aber auch zu spannend im Austausch der verschiedensten Gäste.
An diesem Abend lernten wir Henry de Winter aus Berlin kennen, einen Sänger, der die Zwanziger- und Dreißigerjahre musikalisch wiederbelebt, der bis zum heutigen Tag zu meinem Freundeskreis zählt. Er versorgte uns an diesem Abend immer wieder mit Cocktails und kleinen Häppchen und erzählte spannende Geschichten von seinen Auftritten in den Ländern, die er schon bereist hatte. Um Mitternacht ging er dann auf die Bühne, da eine der Damen Geburtstag feierte. Henry sang spontan ein Geburtstagsständchen. Er ist schon eine tolle Persönlichkeit, der in der Öffentlichkeit immer dadurch auffällt, dass er nur in Frack und Zylinder

auftritt. Seinen Hund Bobby integriert er in seine Shows.
Zu fortgeschrittener Stunde beschlossen wir, dass er für einen guten Zweck doch auch einmal zu uns ins Ländle kommen könne. Tatsächlich versprach er uns, in Kürze einmal vorbeizuschauen, was wir zum nächtlichen Zeitpunkt nach den vielen Cocktails nicht mehr so ganz ernst nahmen. Doch was soll ich sagen: Wenige Tage nach der Berlin-Reise kamen vom Management unseres Künstlers eine Mappe und die Anfrage, wann Henry de Winter bei uns erscheinen soll.
Das hat mir doch glatt die Sprache verschlagen, weil ich nicht im Geringsten daran geglaubt hatte. Henry ist ein großartiger Mensch, der sich nicht nur in Berlin einen Namen gemacht hat. Erst vor ein paar Monaten war er als Gast in Hongkong eingeladen. Inzwischen kommt er immer wieder zu uns, wenn ich ihn für einen Auftritt bei Benefizveranstaltungen benötige, und bleibt für ein paar Tage. Er liebt es, wenn ich ihn mit seinen Leibspeisen verwöhne. Erst neulich bekam ich wieder eine SMS von ihm aus Berlin, freue ich mich doch immer, von ihm zu hören.
Seinerzeit bei der Live-Sendung im SAT 1 saßen wir ganz vorne und mussten uns genau so verhalten, wie es vom Management gewünscht wurde. Wir haben später noch eine Aufzeichnung dieses tollen Abends zur Erinnerung erhalten, denn es war auf jeden Fall eine aufregende Sache. Der Moderator und sein Manager überreichten uns auch noch eine aktuelle, ganz neue CD und plauderten bis in die Morgenstunden mit

der Schwabenbande, wie sie uns nannten. Ein Taxi zu unserem Hotel wurde später auch noch arrangiert, mit Blanco-Scheck versteht sich, denn wir waren ganz schön weit weg von der Innenstadt Berlins, wo unser Hotel lag, und der Bus mit den letzten Gästen war schon lange fort. Ich denke noch gerne an diesen Tag, der doch etwas Außergewöhnliches für uns alle war.
Vorab hatte ich auf der Messe ein Live-Interview mit einem Radiosender gehabt, der von meiner eigenen Krankheitsgeschichte berichten wollte.
Alles in allem eine spannende Geschichte.

Lasst uns bewahren, was wertvoll ist, was ohne Arg und Eigennutz ihr jederzeit euch zu Eigen wisst und dem Alltag bietet Stirn und Trutz.
Thomas Wieke

Ein anderes Mal bei einer Tagung lernte ich just am Vortag meines Geburtstags einen netten spanischen Sänger und einen jungen deutschen Künstler kennen. Meine Tagungskollegen vertauschten heimlich meine Hotelkarte und sorgten dafür, dass eben diese Künstler sich um Mitternacht bei mir im Bett befanden.
Ich merkte nichts von all den Vorbereitungen, wunderte mich nur, dass keiner Lust verspürte, um Mitternacht an der Hotelbar einen Drink mit mir einzunehmen. Alle taten sehr müde und erschöpft, ich sollte offensichtlich allein auf meinen Geburtstag anstoßen. Sie alle spielten ihre Rollen absolut gut, sodass mir gar nichts Ungewöhnliches auffiel.
Als ich nach langem Hin und Her um genau 24.00 Uhr vor meiner Hotelzimmertür stand und merkte, dass die Karte vertauscht war, ging die Tür plötzlich von innen auf und ein ganzer Pulk der Damen aus meinem Umfeld sang spontan ein Geburtstagsständchen. Vor lauter Schreck ließ ich mich auf mein Hotelbett fallen, aus dem plötzlich ein großes Geschrei ertönte. Dort lagen nämlich die zwei Künstler unter meiner Bettdecke versteckt. Was für eine Geburtstagsfeier mitten in der Nacht! Sekt aus Zahnputzbechern und Flamencoübungen mit dem spanischen Sänger, das war schon etwas Ausgefallenes für eine spontane Geburtstagsfeier! Viel Schlaf bekam ich in dieser Nacht natürlich nicht mehr.
Vom Austausch der Hotelkarte durch meine Freundinnen hatte ich absolut nichts bemerkt. Und natürlich

blieb das Ereignis den Gastgebern der Tagung nicht verborgen, so musste ich mir den einen oder anderen Kommentar darüber anhören, dass wir die Nacht zum Tage gemacht hätten.
Als wir alle zusammen beim Frühstücksbüfett saßen, rief mich mein Mann an und wollte mir zum Geburtstag gratulieren. Als er merkte, wie müde ich noch war, erzählte ich ihm die ganze Geschichte. Sein Kommentar: „Dich kann man ja wirklich nicht allein lassen."
Ja, irgendwo hat er schon recht. Seit meiner Diagnose Krebs erlebe ich die tollsten Dinge und treffe die ungewöhnlichsten Leute. Oder vielleicht bin ich eine andere geworden? So erlebe ich mich hin und wieder in einer besonderen Rolle. Wenn ich etwa im Radio unterwegs flotte Musik der Rolling Stones oder einer der anderen tollen Bands meiner verrückten Jugendzeit höre, dann drehe ich die Lautstärke auf und gröle mit. Ich weiß noch, als mein Enkel eines Tages bei uns zu Besuch war und er flotte Musik hörte, forderte ich ihn auf, die CD ruhig laut zu stellen. Er meinte nur: „Mensch Oma, das finde ich toll! Alle andern sind da immer nur genervt."
Da wir beide an diesem Tag allein im Haus waren, störte es absolut niemanden, wie laut die Musik war. Ich glaube aber auch, dass mein Nachholbedarf etwas groß ist und ich noch nicht wirklich in meinem sogenannten kalendarischen Alter angekommen bin.

Das Glück ist wie ein schwedischer Sonnenuntergang – er ist für alle da, aber die meisten von uns blicken in die andere Richtung.
Mark Twain

Wir sind keine Menschen zweiter Klasse

Ich erinnere mich an einen Tag vor vielen Jahren, als ich mit meinem Mann in einem Tanzcafé saß. Alle um uns herum tanzten zur Musik, nur mein Nichttänzer-Mann bewegte sich nicht. Unter anderem befand sich auch ein junger dunkelhäutiger Mann auf der Tanzfläche. Wieder einmal bemerkte ich: Diese Menschen haben einfach Musik im Blut und tanzen dementsprechend gut. Ein paar Minuten später stand dieser junge Mann vor mir und forderte mich zum Tanzen auf. Mein Mann hatte das zu meiner Überraschung arrangiert. Natürlich ließ ich diese Gelegenheit nicht aus und freute mich über den guten Tänzer.

An einen anderen Tag kann ich mich noch sehr gut erinnern, als ich für meine Verhältnisse sehr heftig reagierte. Vor meiner Erkrankung hätte ich mich zu einer solchen Reaktion nicht hinreißen lassen, meine Erziehung hätte mich sicher gebremst. Zur Vorbereitung einer Bestrahlung in der Radiologie wird man in der Regel vorher angezeichnet. Dies ist einfach notwendig, um bei der Bestrahlung absolute Genauigkeit zu erzielen. Zu eben einer solchen Prozedur musste ich mich oben komplett frei machen. Da ich mich noch nicht ganz damit abgefunden hatte, als Frau ohne Brust leben zu müssen, kostete es mich schon einige Überwindung, mich ständig vor wildfremden Menschen auszuziehen. Also lag ich da und harrte der Dinge, die sich tun würden. Plötzlich ging die Tür auf und ein Arzt kam mit einem Gefolge von Studenten herein. Mir wurde ganz schlecht, aber damals hatte ich noch nicht die Möglichkeit – den Mut – zu reagieren. Als der Arzt den Studenten, ohne mich persönlich wahrzunehmen, meinen ‚Fall' schilderte, stieg in mir eine grenzenlose Wut hoch. ‚Na warte', dachte ich bei mir, ‚das wird so nicht laufen!' Ich fühlte mich so erniedrigt, dass man es kaum in Worte fassen kann. Meine Wut flaute zwar nach einiger Zeit etwas ab, aber ich fühlte mich doch sehr gedemütigt. Als meine ‚Behandlung' abgeschlossen und ich wieder angezogen war, machte ich mich auf die Suche nach diesem Arzt. Ich wurde schnell fündig und stellte ihn ganz ruhig zur Rede. Das Erste, was ich ihm erklärte, war: „Guter Mann, ich bin brustamputiert, aber nicht hirnamputiert. Das ist, so denke ich, etwas sehr Verschiedenes." Ich erklärte diesem Mann meine Gefühle bei seiner Behandlung. Er schien zu verstehen und entschuldigte sich in aller Form bei mir. Ich hatte durchaus den Eindruck, dass er gar nicht nachgedacht hatte und mich nicht bewusst verletzen wollte. An manchen Tagen wissen die behandelnden Ärzte sicher nicht mehr, wen sie gerade behandeln, sondern es geht nur um den ‚Fall'. Inzwischen habe ich auch hier gelernt, das mit anderen Augen zu sehen. Trotzdem erwarte ich etwas mehr Sensibilität von meinem Umfeld.

Als ich am anderen Tag zur ersten Bestrahlung erschien, sprach er mich mit meinem Namen an und erkundigte sich nach meinem Befinden.

‚Na bitte', dachte ich, ‚es geht doch!' Diese Begebenheit erzähle ich immer wieder gerne, denn ich höre oft

sehr ähnliche Geschichten von Betroffenen und ärgere mich sehr darüber, wie unsensibel man häufig mit uns umspringt.
Wir möchten als Betroffene nicht nur auf unsere Krankengeschichte reduziert werden. Dieses Schicksal haben wir uns nicht ausgesucht, morgen kann ein solches Schicksal jedem anderen passieren. Ich denke, seinen Stolz, seine Ehre und auch sein Schamgefühl sollte man jederzeit verteidigen. Das hat nichts mit Prüderie zu tun. Später habe ich in anderen Situationen auch in Ämtern ähnlich reagiert. Da kann ich zur Furie werden, wenn man als Betroffene aufgrund seiner Erkrankung als Mensch zweiter Klasse behandelt wird. Wahrscheinlich greifen aufgrund meiner Empfindsamkeit in dieser Frage immer wieder Betroffene auf meine Begleitung zurück. Nicht jeder Mensch bringt diese Kraft allein auf, sich für seine grundlegenden Rechte zu engagieren.

Wer das Unrecht nicht verbietet, wenn er kann, der befiehlt es.
Marc Aurel

Erlebte Gewalt in der Kindheit

Ein Schritt in die Vergangenheit, in meine Kindheit. Ich war circa acht Jahre alt, als ich, bedingt durch die berufliche Ausbildung meiner Mutter, immer wieder mal für einige Zeit im Kinderheim meiner Klostertante in Regensburg weilte. Notwendig war das, da meine Eltern damals getrennt lebten. Meinen älteren Geschwistern ist das wahrscheinlich nicht mehr in so grausamer Erinnerung wie mir, die ich noch jünger war. Ich sehe heute noch die hässliche graue Mauer um das gesamte Gebäude. Auch die strengen Klosterschwestern vermittelten Kindern und Jugendlichen nicht gerade ein heimeliges Gefühl. Wohlfühlen und Kind sein dürfen, ist etwas anderes als das, was einem hier begegnete.
Ich denke dabei immer wieder an eine bestimmte Nacht, als wir Mädchen im Schlafsaal plötzlich durch grelles Licht geweckt wurden. Als eines der älteren Mädchen fragte, was denn los sei, antwortete eine Schwester an der Tür: „Alle aus den Betten und vortreten!"
Da bemerkte ich, dass die Schwester einen Stock in der Hand hielt. Wir kleineren Mädchen weinten, aber deshalb machte sie auch bei uns Kleinen keine Ausnahme. Angeblich hatten zwei große Mädchen eine Kissenschlacht begonnen. Dafür bekamen wir alle ‚Tatzen' und dann konnten wir uns wieder im Bett verkriechen. An Schlaf war natürlich nicht mehr zu denken. Die Hände taten weh, vor allem konnten wir nicht begreifen, warum wir ohne irgendeinen Grund mitten in der Nacht geschlagen wurden. Wir weinten uns in den

Schlaf. Früh am Morgen ging es bereits mit der ersten Messe in der hauseigenen Kapelle weiter im christlichen Programm. Vor einem Frühstück kam immer erst die Kirche, der Tagesablauf war streng geplant.
Es gab natürlich unterschiedliche Nonnen in diesem Kloster. Die strengere Sorte der Schwestern wurde von uns allen gemieden. Wir versuchten ohnehin, nie negativ aufzufallen, damit wir wenigstens unsere Ruhe hatten. Aber von dieser Nacht an war Angst ein Begleiter, den wir nicht mehr loswurden. Da wir nun wussten, dass die Schwestern auch vor Schlägen nicht zurückschreckten, war absolut kein Vertrauen mehr da.
Als die Skandale mit katholischen Priestern durch die Medien gingen, fiel mir sofort ein Erlebnis in Regensburg ein, das auch sehr eigenartig war. Alle wussten es, aber keiner hatte den Mut, gegen die Klosterschwestern etwas zu unternehmen. Ein zu großer Respekt hielt jeden davor zurück, Kirchenvertreter anzuzweifeln oder gar öffentlich zu kritisieren. Vorher zweifelte man an sich und seinem eigenen Verhalten.
Meine Klostertante, die ich sehr mochte, hatte diesen nächtlichen Vorfall wohl gar nicht mitbekommen und ich erzählte es ihr auch nicht. Wir Geschwister wollten keine Sonderbehandlung erhalten, nur weil wir blutsverwandt waren. Meine Mutter erzählte Jahre später, dass die Tante wohl aus Liebeskummer ins Kloster gegangen war.
Außerhalb der Schulstunden konnten wir keinen unbewachten Schritt tun. Nein, es war keine unbeschwerte oder einfache Zeit, sie wurde einem Kind nicht ge-

recht. Wenn ich davon später meiner Mutter nur ansatzweise erzählen wollte, meinte sie nur: „So schlimm wird es wohl nicht gewesen sein!"
Auch daran gewöhnte ich mich mit der Zeit. Die Kirche und ihre VertreterInnen durften oder konnten offensichtlich nicht in ihrem Handeln bezweifelt werden. Oder war ich zu empfindlich?

Hören Sie damit auf, andere ändern zu wollen. Niemand und nichts auf der Welt hat die Macht, Sie unglücklich zu machen, Ihnen zu schaden oder Sie zu verletzen: kein Ereignis, keine Umstände, keine Situation, auch kein anderer Mensch. Aber niemand hat es Ihnen gesagt, vielmehr erzählte man Ihnen das Gegenteil. Vergessen Sie diesen Unsinn!
aus: Umdenken von Anthony de Mello

Wenn einer kein Vertrauen hat

Und trotzdem pickte ich mir immer wieder ein paar angenehme Glücksmomente heraus, um mein Leben hinter Klostermauern besser zu verkraften. Zum Beispiel an Ostern, als ich nicht nach Hause durfte, während meine ältere Schwester da mehr Glück hatte. Vier Jahre älter und dadurch auch entsprechend selbstständiger, durfte sie nach Hause fahren über die Osterfeiertage. Ich hingegen blieb im klösterlichen Heim, was ich zum damaligen Zeitpunkt absolut nicht verzeihen konnte.
Meine Klostertante lief immerhin bei schönem Wetter mit uns über eine große Wiese und hat wohl aus ihrer Kutte ein paar süße Ostereier ‚verloren'. Dies war für uns Kinder bereits etwas ganz Besonderes.
An ein späteres Ereignis erinnere ich mich auch genau. Im Juni/Juli konnten wir nach den Hausaufgaben im großen Klostergarten Lindenblüten für Tee sammeln. Dafür gab es abends zur Belohnung leckeren heißen Kakao und frische trockene Brötchen. Eine der wenigen angenehmen Erinnerungen.
Aber Vertrauen zu den Klosterschwestern hatte ich nie. Ich hatte auch nicht den Eindruck, dass sie mit meinem Heimweh etwas anfangen konnten, ging es mir doch nicht schlecht, wie sie meinten. Ich hatte ein warmes Bett und Essen und Trinken. Was bedurfte es mehr?

Ich habe gelernt, vom Leben nicht viel zu erwarten. Das ist das Geheimnis aller echten Heiterkeit und der Grund, warum ich immer angenehme Überraschungen statt trostloser Enttäuschungen erlebe.
George Bernard Shaw

Mein Bruder, der Rebell

Mein Hang zur Natur tröstete mich schon in kindlichen Jahren, dort fühlte ich mich wohl und unglaublich stark. Die Kraft der Natur spürte ich instinktiv damals schon, das hat sich bis heute nicht geändert. Am liebsten lief ich durch den Klostergarten mit Tausenden von gelben Ringelblumen und duftenden Kräutern. Dort ließ ich meiner Fantasie ihren Lauf und vergaß alles Schwere und Belastende. Manchmal steckte ich eine einzelne Blüte ein und bewahrte sie wie einen Schatz auf.

Wie sollen Menschen, die nur in ihrem Glauben leben, die Bedürfnisse der Kinder erkennen? Diese Frage ist nicht böse gemeint, aber ich glaube aus meinen Erfahrungen zu wissen, dass die Schwestern im Orden doch einseitig auf die Bedürfnisse der Kinder reagierten. Man hatte doch alles ...

Mein Bruder, der zwei Jahre älter ist als ich, hatte zu einem späteren Zeitpunkt einmal Fensterputzdienst. Als eine der wirklich strengen, von uns ziemlich gefürchteten Schwestern unter seinem Fenster stand und eine Moralpredigt hielt, kippte meinem Bruder zufällig der Wassereimer um. Die Strafe dafür nahm er gerne in Kauf, denn Essensentzug war für ihn ein kleines Übel.

Aber mein Bruder war auch ein kleiner Rebell, der sich nicht immer unterordnen wollte. Einmal mochte er das Mittagessen nicht. Er wusste aber, dass man, bevor man nicht aufgegessen hatte, nicht aufstehen durfte.

Also stopfte er alles in die Taschen seiner Lederhose, was aber leider nicht unbemerkt blieb.

Hart kann die Tugend sein, doch grausam nie, unmenschlich nie.
Aus: Don Karlos, Friedrich von Schiller

Freundschaft kann nicht immer entstehen

Und doch muss ich wieder gestehen, dass ich, auch wenn es schwerfiel, in diesen Zeiten immer nach positiven Erlebnissen kramte. Ich wurde mit der Zeit ein richtiger Experte für das Aufspüren einzelner Glücksmomente. Spontan fällt mir im Garten die riesengroße Schaukel ein – ähnlich einer Schiffschaukel auf der Kirmes. Dort konnte man wie wild mit anderen Kindern schaukeln und dabei die Seele baumeln lassen und alle kleinen und großen Sorgen für eine Weile vergessen. Die alte Schaukel quietschte schrecklich laut, aber wir Kinder liebten sie über alles. Ständig war sie besetzt.

Ansonsten finde ich leider nicht sehr viele Streicheleinheiten oder Wohlfühlsituationen aus dieser Zeit. Wenn meine Klostertante in die schöne Stadt Regensburg zu Besorgungen aufbrach, durfte ich, wenn ich Glück hatte, manchmal mit. Sie wollte uns natürlich nicht bevorzugen. Wenn ich dann in einem Laden eine Kleinigkeit geschenkt bekam, weil die Menschen glaubten, sie hätten wieder ein Waisenkind vor sich, zwinkerte meine Tante mir zu, sodass ich alle in diesem Glauben lassen konnte. Und die Süßigkeiten musste ich immer sofort vernaschen, da es sonst bei den anderen Kindern zu großem Neid geführt hätte.

Man hatte sehr schnell heraus, wie man am besten ohne viel Zank und Streit durch das Leben kam. Nicht auffallen war die oberste Devise. Feste Freundschaften konnten unter solchen Bedingungen nicht entstehen, jeder war sich selbst der Nächste.

Einmal erlebten wir mit, dass morgens ein ausgesetztes Baby in einem Korb weinend vor dem Haus lag. Es hatte eine etwas dunklere Haut als wir, also ein Mischlingskind mit großen Kulleraugen. Wir haben uns alle gleich in das kleine Mädchen verliebt, als sie für ein paar Tage bei uns war.
Ich war noch zu klein, um den ganzen bürokratischen Hintergrund zu verstehen. Aber es war für mich ganz schlimm, dass man einen lebendigen, kleinen, hilflosen Menschen einfach abstellte wie lästiges Leergut.

Das Leben kann schwer sein, furchtbar schwer. Das Leben kann dich in tiefster Seele zerreißen. In solchen Zeiten quälender Hilflosigkeit sucht der Mensch Trost. Du kannst nicht leben ohne Trost. Trost ist wie eine milde Salbe auf eine tiefe Wunde. Trost ist wie eine unverhoffte Oase in einer Wüste. Sie lässt dich wieder glauben an das Leben. Trost ist wie eine sanfte Hand in deiner Hand, die dich beruhigt und wieder aufatmen lässt. Trost ist wie ein liebes Gesicht ganz in deiner Nähe, das deine Tränen versteht, das deinem gepeinigten Herzen zuhört, das bei dir bleibt in deiner Angst und dich ein paar Sterne sehen lässt. Trost ist der Geist Gottes. Er kommt nur durch offene Türen. Er stellt dir als Geschenk Frieden, Freude und Liebe auf den Tisch, die Gaben, von denen du leben kannst.
Phil Bosmans

Einer meiner Grundzüge bleibt die Empörung über jede ungerechte Behandlung

Meine Rolle als letztes und viertes Kind, das eigentlich nicht mehr vorgesehen war, wurde mir zu einem späteren Zeitpunkt noch einmal deutlich vor Augen geführt. Als kurz vor der Trennung meiner Eltern, bereits im Schwabenland, mein Vater aus Wut über die bevorstehende Scheidung ausrastete, packte meine Mutter meine ältere Schwester und meinen Bruder und ging zu den Hausleuten. Mein ältester Bruder wohnte da schon nicht mehr bei uns. Er lebte zu dieser Zeit bereits am Bodensee, wo er sich später eine kleine Werft für Segelboote aufbaute. So blieb ich mit meinem wütenden Vater zurück und konnte schauen, wie ich in dieser Nacht noch ein Auge zubekam. Das war für meine kindliche Seele wieder einmal nur der Beweis, mit wie viel Schutz ich in Zukunft rechnen konnte.
Auch bei der Scheidung meiner Eltern wurde damals keine Rücksicht genommen. Ich wurde vor Gericht gezerrt und in Begleitung angehört. Niemand war da, der mich und meine Empfindungen in irgendeiner Weise ernst nahm. Es war eine grässliche Zeit, die ich nicht noch einmal erleben möchte. Im Prinzip verstand ich schon da die Welt nicht mehr.
Was kam da auf mich zu und wie sollte es denn überhaupt weitergehen?
Aber auch diese Situation hatte wieder etwas Gutes, denn ich wurde sehr schnell selbstständig und entwickelte ein ausgeprägtes Gerechtigkeitsgefühl.

Meine Botschaft an die vielen Kranken ist, dass alles Erlebte nicht wiederholt werden muss. Es liegt an uns, einen Schlussstrich zu ziehen, um weitere Verletzungen zu stoppen.
Diese Erkenntnis hilft mir heute sehr oft in meiner Beratung der vielen kranken Menschen. Sie haben mit mir an der Seite sehr viel Glück, wenn es um Streitpunkte bei Behinderungen geht. Ich kann es partout nicht leiden, wenn Kranke oder Behinderte von anderen ungerecht behandelt werden. Da mische ich mich ein und werde zum Löwen. Gerechtes Verhalten und Respekt sind für mich ein absolutes Muss.
Dies ist eine Seite an mir, die ich hoffentlich niemals verlieren werde, ich hoffe auch nicht, wenn ich einmal senil werden sollte.

Das höchste Gut ist die Harmonie der Seele mit sich selbst.
Seneca

Ist Mutter erlernbar?

Suspekt ist und bleiben mir die Geschichte meiner Mutter und meine Beziehung zu ihr trotzdem. Ich war nicht mehr vorgesehen, dies musste ich mir aus ihrem Mund auch zu einem späteren Zeitpunkt noch einmal wörtlich anhören. Als sie dann aber älter und sehr krank wurde, war sie irgendwann doch froh, mich zur Unterstützung bei sich zu haben. Es war ja seltsamerweise niemand außer mir da, und es entstanden immer wieder neue Verpflichtungen und Aufgaben.
Bis zum heutigen Tag, da es um die Grabpflege geht, ist die kleine, nicht mehr gewünschte Tochter gefragt. Ich kann mich an einen Tag erinnern, als mich meine Mutter einmal in den höchsten Tönen vor anderen Menschen lobte. Ich sah sie daraufhin nur zweifelhaft an. Da wurde sie doch sehr verlegen, als ich ihr dann später unter vier Augen sagte, dass ich mir früher einmal solche Sätze über mich gewünscht hätte, dies hätte mir als Kind bestimmt sehr gut getan.
Ich habe meiner Mutter aber schon lange verziehen, denn über den Tod hinaus sollte man mit niemandem im Unfrieden leben, das schlägt nur auf einen selber zurück. Vielleicht gab es auch damals Gründe für das Verhalten meiner Mutter, die ich einfach nicht kannte oder nicht verstand. Deshalb würde ich mir bis heute kein endgültiges Urteil erlauben. Aber ich würde meine Söhne sicher nie so behandeln, wie sie mich behandelt hat, das ist gewiss!

Es ist auch nie zu spät, Signale des Verzeihens, der Versöhnung oder des Verstehens zu senden. Es hätte mich so manches Mal brennend interessiert, was im Kopf meiner Mutter vor sich gegangen ist. Ein Königreich für jeden ihrer Gedanken. War es wirklich eine aussichtslose Sache, ihr Verhalten zu verstehen? Oder hätte ich später, als ich erwachsen wurde, das Thema doch immer wieder hartnäckiger anschneiden müssen? Ich weiß es nicht und heute, nach ihrem Tod, bringt es auch nichts mehr.
Kann man Liebe und Zuneigung überhaupt erzwingen oder ist dies von vornherein aussichtslos? Mutter sein mit allem, was dazugehört, geht nicht nach Lehrbuch zu lernen!
Für mich ist dies kein Lernprozess. Ich stand vom ersten Tag an zu meinen Kindern mit allen positiven Gefühlen, die Kinder zum Leben, zum Überleben brauchen – ohne Wenn und Aber!

Die beste Erziehungsmethode für ein Kind ist, ihm eine gute Mutter zu verschaffen.
Christian Morgenstern

Es kommt immer drauf an, von welcher Seite ich die Steine betrachte

Ja, der steinige Weg erschien mir schon so manches Mal wie eine große bedrohliche Felsbrockenwand. Es war nur gut, dass ich immer wieder Wege fand, die mir persönlich das Dasein erleichterten. Über Steine kann man zudem klettern und manchmal wirken sie auch bedrohlicher, als sie tatsächlich sind. Es kommt immer darauf an, von welcher Seite man sie betrachtet. Es gibt Steine, die sind gar nicht so schwer, sondern erweisen sich als Leichtgewichte. Andere wirken wie Edelsteine und möchten nur beachtet werden.
Man muss sich bemühen, für sich den richtigen Wert zu finden, Schwerpunkte im Positiven zu suchen. Es ist manchmal unfassbar zu sehen, was Menschen alles ausgehalten haben, wenn sie ihr Leben Revue passieren lassen. Aus Steinen kann man Steinmenschen und -tiere basteln und plötzlich sehen sie wunderschön aus. Kindliche Seelen sehen manche Dinge und Geschehnisse in einem anderen Blickwinkel als Erwachsene. Manche Steine sind lästig, man sollte sie auf die Seite schubsen, damit sie unseren Weg nicht weiter behindern. Was soll ich sagen – es klappt immer öfter!
Einen Versuch ist es allemal wert. Inzwischen gibt es Steine, die mit kleinen Schutzengeln bemalt werden. Das sind mir die liebsten, denn das sind kleine Präsente für Menschen, die mir im Alltag nahestehen.

Doch es gibt noch eine ganz andere Geschichte, die ich bis zum heutigen Tag nicht verstehen kann. Ich kann sie nicht begreifen und schon gar nicht verzeihen.
Es war für uns Kinder nicht nachvollziehbar, dass unsere leiblichen Großeltern, also die Eltern meiner Mutter, uns nie kennenlernen wollten. Der Grund dafür war, dass meine Mutter keinen Akademiker geheiratet hatte. Meine Mutter war ein sehr verwöhntes Einzelkind, das in der eigenen Kindheit Klavierunterricht und Ballettstunden erhalten hatte, auch sonst in einem Institut sehr gefördert worden war. Man hatte sich eben für sie eine ganz andere Zukunft vorgestellt. Ich habe noch viele Bilder, auf denen sie artig dunkel gekleidet wie eine Marionette in die Kamera schaut. ‚Ein glückliches Kind sieht anders aus', dachte ich mir immer beim Betrachten der Fotos. Mein Vater war nach Meinung der Großeltern halt nicht die richtige Wahl. Nur mein ältester Bruder kannte die Großeltern, das war die absolute Ausnahme.
Wenn ich mir vorstelle, ich würde meinen eigenen Enkel ablehnen! Das ist doch krank und ein herber Verlust, den man nie mehr gutmachen kann. Bilder meiner Großeltern und Kindheitsbilder meines Vaters bekam ich nur über die Verbindung mit meinem ältesten Bruder zu sehen. Die Fotos meiner sogenannten Großmutter (eigentlich verdient sie den Namen nicht) zeigten mir eine sehr akkurate und streng wirkende Frau und der sogenannte Opa wirkte auch nicht sehr Vertrauen erweckend. Ich weiß nicht, ob ich da wirklich etwas verpasst habe. Irgendwann hatte ich auch nicht mehr

das Bedürfnis, meine leiblichen Großeltern kennenzulernen.
Nur trug es nicht gerade zu einem gesunden Selbstwertgefühl bei, von seinen Großeltern massiv abgelehnt zu werden und noch nicht einmal die Gründe dafür zu wissen. War das Gefühlsleben denn damals ein Luxus, oder wie sollte man seine eigene Situation nachvollziehen können? Hatte diese Situation auch meine Mutter so werden lassen, wie sie nun einmal war? Hatte diese Härte der Großeltern die Trennung unserer Eltern ausgelöst?
Und sollte ich nun dafür büßen? Gut, ich sah der sogenannten Großmutter etwas ähnlich! War darin die Ursache zu suchen? Was ging im Kopf meiner Mutter vor? Viele Fragen, die mir bis heute keiner beantworten konnte oder wollte.
Die Mutter meines Vaters dagegen war eine urige Oma mit einem kleinen Sammeltick. Man durfte keine Becher oder Behältnisse wegwerfen, sie konnte alles angeblich wieder für etwas verwenden. Das war der einzige Punkt, den man bei ihr einzuhalten hatte. Dies war für uns ja kein Problem. Sie hatte zudem die schönsten Erdbeeren im Garten, die wir bei den seltenen Besuchen verquirlt mit kalter Milch serviert bekamen. Bei ihr daheim hatten wir durch ihre lockere Einstellung das Narrenrecht und durften oftmals frei entscheiden, was wir unternehmen wollten. Das Haus war für uns ein kleines Hexenhäuschen, in dem man werkeln konnte, wie man wollte. Wir hatten kaum Regeln einzuhalten und mussten nur zu den Essenszeiten erscheinen.

Ferien in Eigenregie, das war nicht zu verachten! Aber auch da muss ich anklagend sagen, dass ich nie erfuhr, wann diese Oma starb oder warum man später nie mehr etwas von ihr erfahren hat. Alles ist etwas merkwürdig und absolut nicht akzeptabel, egal aus welchen Gründen.

Ein nicht so tolles Erlebnis hatte ich, als mich ein Cousin in den Fluss Regnitz warf und ich noch nicht schwimmen konnte. Damals war ich noch sehr klein und hatte danach noch lange Zeit panische Angst vor tiefem Wasser. Schwimmen lernen war dann einfach Pflicht. Aus diesem Grund legte ich später bei meinen Jungs Wert darauf, dass sie beizeiten schwimmen lernten.

Überhaupt möchte ich noch einmal zu meinen eigenen Kindern kommen. Viele Dinge, die in meiner Kindheit negativ verlaufen sind, waren für mich später ein absolutes Paradebeispiel dafür, was man Kindern nicht antun sollte. Es müsste doch jedem bewusst sein, dass das Langzeitgedächtnis sehr gut funktioniert und im Alter meistens nur das Kurzzeitgedächtnis leidet. Also diese Sprüche, das vergisst das Kind ja irgendwann wieder, halte ich deshalb für den größten Unsinn. Gerade im Alter grübelt fast jeder über Ereignisse, die in früheren Jahren passiert sind. Und es ist beinahe wieder bildlich präsent, wenn man Vorkommnisse in Gedanken hervorholt. Emotionale Erlebnisse, egal welcher Art, versickern nicht einfach.

Deine Füße tragen dich seit dem Beginn deines Lebens, sie tragen deinen Körper zu den Orten, zu denen es dich zieht. Sie gingen schon Wege mit dir, die ausgetreten waren. Auf denen viele vor dir gegangen sind, aber sie haben mit dir auch schon eigene Wege gefunden. Manchmal mühsam und zögernd Neuland betreten. Steinige Wege und Blasen blieben ihnen nicht erspart. Sand und Wellen, Tau auf frischem Gras haben sie so manches Mal wieder mit dem Leben versöhnt. Ganz gleich aber auf welchen Wegen, sie tragen dich und einer trägt dich Gott sei Dank.
Aus: Den Augenblick spüren von Petra Würth

Glücksmomente

Ich weiß noch, als ich vor vielen Jahren meine Krebsdiagnose erhielt, fragte ich meine erwachsenen Söhne, ob ich in der Vergangenheit eine gute Mutter gewesen war oder ob sie etwas sehr vermisst hätten.
Was erwartete ich da? Hatte ich doch den Eindruck, dass ich aus Fehlern der letzten Generation gelernt und diese nicht wiederholt hätte. Doch auch Sätze fielen mir ein wie: Wenn man keine Liebe bekommt, kann man auch keine weitergeben.
Das stimmt aber so nicht. Die Liebe zu meinen Kindern hatte stets Vorrang, auch als ich durch meine Berufstätigkeit öfter außer Haus war. Was haben wir tolle Ferien zusammen gehabt, oder auch die kurzen Wochenendausflüge. Selbst in der näheren Umgebung gab es kein Ausflugziel, das wir nicht erobert hätten. Man muss nicht immer ins Ausland fahren, es gibt auch vor der Haustür genügend Möglichkeiten, mit einem Picknickkorb ein paar vergnügte Stunden zusammen zu verbringen. Aber auch die Sommer an der Adria in späteren Jahren waren wunderschöne Urlaube, an die wir uns gerne erinnern.
Ich kann mich an einen ganz besonderen Tag erinnern, als wir auf Sylt einen kleinen VW-Bus mieteten und dort die wunderschöne Landschaft eroberten. Ich spüre noch den Wind, das herrliche Badewetter lockte uns ins Meer. Muscheln sammeln mochten die Jungs wie die meisten Kinder gern, bevor es wieder zurück in die Heimat ging.

Glück, das sind immer nur Momente, die wir uns oft selber schaffen. Das Glück hat viele Gesichter und wird oft auch unterschiedlich wahrgenommen. Und Glücksempfindungen sind meiner Meinung nach sowieso immer nur Momente. Und die gilt es zu behüten wie einen kostbaren Schatz! Wenn das Glück anklopft, sollte man auch zu Hause sein!

> *Wer sich mit seinen Grenzen aussöhnt und liebevoll mit ihnen umgeht, dessen Leben gelingt, der erfährt Glück. Wer die Grenzen auflöst, der verliert an Kraft und Klarheit. Er wird bald nicht mehr wissen, wer er eigentlich ist und aus welcher Wurzel er lebt.*
> *Anselm Grün*

Dunkle Steine erobern meinen Weg

Aber die nächsten dunklen Steine lagen bereits auf meinem Weg, eben durch die erste Krebsdiagnose. Brustkrebs, was für ein schreckliches Wort, das nun zu meinem Wortschatz zählte, zählen sollte. Oder war alles nur ein böser Traum?
Im ersten Moment dachte ich, das war es dann wohl. Meine Zukunftspläne kamen ins Wanken und die grässlich panische Angst verfolgte mich Tag und Nacht. Ich sah überall das Wort Krebs, es verfolgte mich überall, wo immer ich mich aufhielt. Unbeschwertheit gab es in meinem Wortschatz nicht mehr, ausradiert! Die Farben waren von einer Minute zur anderen nur noch düster und bedrohlich. Pläne, egal welcher Art, interessierten mich erst einmal nicht mehr. Albträume waren an der Tagesordnung. Meine eigene Beerdigung erleben war für mich beinahe alltäglicher. Dazu fällt mir der Ausschnitt eines Buches ein.

> *Was ist es im Leben eines Menschen, das dazu führt, dass eine Krankheit sich zu einer lebensbedrohlichen Gefahr entwickelt? Menschen, die anfällig sind für lebensgefährliche Erkrankungen, haben sich häufig sehr lange hilflos gefühlt in Bezug auf ihr Leben – schon bevor sie krank wurden.*
> *Aus Louise Hay: Gesund sein*

Brustamputiert und doch Mensch

In der kommenden Zeit existierte für mich nur noch Fremdbestimmung! Der Tagesablauf wurde bestimmt von den Planungen der Therapien, die langsam dafür sorgten, dass ich meine Erkrankung zu akzeptieren lernte.

Doch nirgends war ich mehr allein mit meinen Gedanken, es war eine echt schreckliche Zeit. Ich konnte nicht entfliehen, der Krebs hatte mich fest am Wickel, begleitete mich bei jedem Schritt. Ich weiß noch, dass ich damals meinem Mann anbot, dass er sich jederzeit von mir trennen könne, um sich eine andere, eine gesunde Frau zu suchen. Ich sehe noch den Blick, den ich dafür erntete, er zweifelte wohl an meinem Verstand.

Am allerschlimmsten empfand ich es, wenn alle um mich herum mit betretenen Gesichtern auftraten. Oder dieser mitleidsvolle Ton, wenn man sich nach meinem Befinden erkundigte. Da wäre ich am liebsten ausgerastet. Gab man mir überhaupt noch eine Chance? Was passierte hier? Hatte ich denn noch die Möglichkeit, etwas eigenständig zu entscheiden, und machte all dies eigentlich Sinn? Hatten sich manche in meinem Umfeld bereits in Gedanken von mir verabschiedet?

Ich wäre am liebsten auf eine einsame Insel geflüchtet, wo mich keiner hätte finden können. Aber erst einmal stand eine Operation an, bei der ich eine Brust verlor. Da ich damals gerade einmal 47 Jahre alt war, ein doch herber Verlust. Ein Stück Fraulichkeit wurde damit verabschiedet! Chemotherapie und Strahlentherapie wur-

den mir wegen meines Alters ans Herz gelegt, wohl um mir alle vermeintlichen Sicherheiten zu bieten. Damals hatte ich mich in keiner Weise damit auseinandergesetzt. Spätfolgen, Nebenwirkungen – das alles interessierte mich erst sehr viel später. Ich glaube nicht, dass ich ein Arztgespräch oder manche Beipackzettel von Medikamenten in dieser Zeit wirklich verstand.
Meine Rolle als Patient legte zum Teil auch meinen Geist lahm. Deshalb kann ich es heute absolut verstehen, wenn Neuerkrankte sagen, dass sie nach der Diagnosestellung Zeit brauchen, um so ihr Schicksal Stück für Stück zu erarbeiten. Man ist erst einmal total überfordert, denn die Angst lähmt komplett.
Mein äußeres Erscheinungsbild konnte ich lange Zeit nicht akzeptieren. Ich lehnte mich erst einmal total ab. Damals war es mir auch ziemlich egal, ob das Leben weiterging, denn was sollte das denn für ein Leben sein? Ich würde doch nicht mehr vollständig sein. Manche meiner Freunde und Bekannten verabschiedeten sich auf feige Weise.
Als ich in dieser Zeit einen schweren Autounfall hatte und mich in einer Klinik zum Röntgen ausziehen musste, sah mich ein Arzt an und meinte: „Ich wusste gar nicht, dass Sie auch zu den Amazonen gehören." Recht giftig gab ich ihm zur Antwort, dass ich mir demnächst ein Schild um den Hals hänge: Vorsicht! Brustamputiert! Ich konnte mit diesem Gespräch damals wirklich nichts anfangen und mein heutiger Humor war leider noch nicht vorhanden. Die Therapie hinterlässt schon heftige Spuren. Heute kann ich, dem

Himmel sei Dank, anders und unbeschwerter damit umgehen, aber das muss man erst einmal lernen.
Ein paar Jahre später stritt ich mit dem behandelnden Arzt, weil ein neuer Tumor an der anderen Brust festgestellt wurde. Ich entschied, dass diese Brust entfernt werden sollte, auch wenn man mir dieses Mal vorschlug, brusterhaltend zu operieren. Aber jetzt hatte ich den Mut, selber mitzubestimmen und in erster Linie meine Sicherheit im Auge zu behalten.
Mitbestimmung war von da an für mich ein Thema. Vielleicht war dies ja auch mein Glück bis zum heutigen Tag. Man hat schließlich eine große Eigenverantwortung, die man nicht aus den Augen verlieren sollte. Und mein Bauchgefühl riet mir nun mal anders, als es der behandelnde Arzt vorschlug.
Während der damaligen Therapie belegte ich eine Weiterbildung zur Stationsleitung in Freiburg. Es stellte sich die Frage, diese aus Krankheitsgründen abzubrechen. Nein, bis zur Prüfung musste ich durchhalten! Und dann wählte ich ausgerechnet das Thema Sterbebegleitung. Meine Dozenten waren in meine Krankheitsgeschichte eingeweiht und rieten mir, dass ich das Thema wechseln, mich psychisch nicht noch mehr belasten sollte. Aber wer, wenn nicht ich, sollte dieses Thema Sterbebegleitung derzeit authentischer an den Mann bringen? Meine eigene Krebsdiagnose hatte doch in der ersten Zeit eine unglaubliche Todesangst in mir ausgelöst.
So büffelte ich jede freie Minute für die Prüfung – und was soll ich sagen? Es war eine Glanzleistung, wie ich

später erfuhr. Einer meiner Dozentinnen, die ich immer sehr sympathisch fand, liefen als Zuhörerin die Tränen über die Wangen. Da dachte ich mir, so schlecht kann ich eigentlich nicht sein. Fernziele schminkte ich mir allerdings ab, aber meine Nahziele wollte ich nicht aus den Augen verlieren. Das kann ich auch anderen Betroffenen nur empfehlen.

Inzwischen hatte ich mich auch ziemlich gut mit den Veränderungen meiner Person arrangiert. Es war alles machbar, wenn ich mich erst einmal selber wieder leiden konnte. Auch wenn so eine Erkrankung kein Honigschlecken ist, man muss unbedingt an sich arbeiten, die Isolation schafft man sich zumeist selbst, nicht immer kann das Umfeld etwas dafür. Ärzte, Therapeuten und auch die gesamte Familie sollte man in die eigenen Ängste mit einbeziehen. Es kann keiner von sich aus reagieren, wenn er nicht weiß, wie ich mich als Betroffene fühle. Oft genügt es, einfach nur da zu sein und zu signalisieren, wann andere als Helfer einspringen sollen, wann es einfach nicht mehr geht. Viele der sogenannten Freunde kommen leider mit dieser Rolle nicht klar und verabschieden sich. Oder manche versuchen, sich einfach auszuklinken, das sind in meinen Augen die feigsten. Das tut weh, sollte aber auch ein Stück weit verstanden werden. Auch Bemerkungen von Leuten aus meinem Umfeld trugen dazu bei, mich immer wieder wütend werden zu lassen. Wie soll man reagieren, wenn man sich solche geschmacklosen Sätze wie „Na du lebst ja noch, also geht es dir doch wieder gut!" anhören muss? Über so viel Dummheit und taktloses

Benehmen brauche ich auch nicht weiter zu diskutieren.
Oder ein anderes Beispiel, wie manche sogenannten Freunde sich über billige Ausreden verabschieden. Es gab Leute, die gaben einem nicht einmal mehr die Hand. Man kam sich wie eine Aussätzige vor.
Einmal hörte ich, wie sich zwei Frauen hinter mir unterhielten. Da merkte ich plötzlich, dass sie von mir sprachen. Es ging um meine Überlebenschance, die von den beiden diskutiert wurde. Da drehte ich mich um und meinte, das entscheidet man wohl an ganz anderer Stelle, ob ich davonkomme. Man sollte über solche Situationen auch keine Tränen vergießen, denn das sind diese Leute einfach nicht wert. Stärke und Verlässlichkeit sind keine Eigenschaften, die jeder beherrscht. Ich bin niemandem auf Dauer böse. Aber ich weiß heute sehr genau, wen ich in mein direktes Umfeld lasse und wer mein Vertrauen verdient. Ich habe inzwischen wieder unglaubliche neue Erkenntnisse gewonnen und das Maß meiner Verletzlichkeit ist deutlich schneller erreicht.

Es gibt eine große Sehnsucht danach, heil zu werden, Ganzheit, ein Überwinden der Brüche im Leben zu erfahren – über alle unsere Makel, unser Versagen, unsere ungelösten Fragen hinweg. Liebe deinen Nächsten wie dich selbst! Da geht es in der Betonung um den Nächsten, ja! Aber eben auch um uns selbst, darum, sich annehmen zu können, Heil zu spüren. Jesus Christus als Heiland zu bezeichnen, ist dann gar nicht so altmodisch.
Aus: Sehnsucht nach Ganzheit von Margot Käßmann

Deines Tores Gold schmilzt an meiner Sehnsucht.
Else Lasker-Schüler

Manche Freunde bleiben Freunde

Aber es gab auch bewährte alte Freundschaften, die weiter funktionierten. Ich erinnere mich an Bettina. Sie fackelte damals zur Zeit meiner Therapie nicht lange und holte mich spontan ab, als es mir ziemlich schlecht ging, um kurzfristig mit mir einen Ausflug zu starten. Sie ließ keine fadenscheinigen Ausreden zu, stand einfach nur da und sagte: „Anziehen und mitkommen!“ Ich weiß noch, dass wir Richtung Freiburg fuhren und die Sonne lachte. Irgendwann haben wir uns auch noch verfahren, darüber haben auch wir herzlich gelacht. Alles in allem war es ein herrlicher, unbeschwerter Tag, an dem ich kaum an meine Krankheit dachte. Ich danke dir, liebe Bettina, noch heute dafür.
Auch kurz entschlossene Ausflüge mit meinem Mann in die Berge waren immer ein besonderes Erlebnis. Einfach ohne genaues Ziel losfahren und den Tag genießen, weg von Pflichten und vor allem fort vom Telefon. Manche Leute machen es sich nämlich sehr einfach. Sie rufen kurz an, fragen, wie es einem geht, dann haben sie ihre Pflicht erfüllt und können ihr schlechtes Gewissen wieder für eine Weile abhaken. Sie haben ja wenigstens nach mir gefragt!
Kürzlich habe ich von einem kleinen Patienten, den ich über die Angelo-Stiftung unterstütze, ein gemeinsames Buch von krebskranken Kindern und Jugendlichen bekommen. Da hat mich eine Geschichte besonders berührt. Ein Patient klagt, dass die Frage „Wie geht es dir?“ nicht zu seinen Lieblingsfragen gehört. Wohl je-

der kann nachvollziehen, dass ein Kind mit einer Hochdosis Chemotherapie die Frage nach seinem Wohlergehen nicht mit „Mir geht es gut“ beantworten kann.

Behandelt die Menschen so, als ob sie schon so wären, wie ihr sie haben wollt – es ist der einzige Weg, sie dazu zu machen.
Johann Wolfgang von Goethe

Wie ich Wertschätzung erfuhr

Ich erinnere mich an einen Besuch des derzeitigen Pfarrers in unserer Gegend, der nach meinem Klinikaufenthalt erfolgte. Abends klingelte es und er kam in unsere Stube, um nach mir zu sehen. Er sagte auch gleich, dass ich noch gebraucht würde und nicht in meiner Krankheit verweilen dürfte. Da ich bei uns im Dorf schon einige Jahre die Senioren bei Festlichkeiten unterstützte, wollte er mir klarmachen, dass dies auch weiterhin meine Aufgabe sei. Ähnliches hörte ich auch von meinen lieb gewonnenen Mitbürgern. Sie genossen es, wenn wieder einmal ein Sommerfest oder eine weihnachtliche Feier anstand, dass ich zumeist für über 25 Teilnehmer kochte und eine reichhaltige Tombola organisierte. Ich wurde also doch wahrgenommen. Das war für mich Wertschätzung pur, das habe ich in guter Erinnerung behalten. Noch dazu da man weiß, wie viele Gemeinden Pfarrer heutzutage betreuen müssen und wie wenig sie sich daher um einzelne Menschen kümmern können. Er kam auch später ein paar Mal sonntags zum Mittagessen zu uns, wobei er stets mit einem meiner Söhne über Fußball diskutierte. Auch der Besuch einer alten Dame, die zu dem von mir betreuten Seniorenkreis gehörte, war eine nette Begegnung. Ich muss dabei erwähnen, dass ich, bedingt durch das Amt meines Mannes, in unserem Dorf dreißig Jahre Seniorennachmittage veranstaltet habe. Dieser Kreis wollte mir mit einem Geschenkskorb und einer wunderschönen Karte, auf der alle unterschrieben hatten, zeigen, dass ich gebraucht werde. Zahlreiche Fotos von Sommerfesten, Weihnachtsfeiern und großen Tombolas erinnern mich heute noch an diese Zeit. Keine Arbeit war mir dabei zu viel, denn diese Menschen dankten es auf ihre Weise. Auch die Kollegen und Schwestern des Altenheims, in dem ich arbeitete, zeigten mir in vielen Aktionen ihre Wertschätzung. Deshalb war es für mich keine Frage, dass ich zur Weihnachtszeit trotz Krankheit dort erschien und bei der Festlichkeit mit einem kleinen Beitrag mitwirkte. Durch die innige Verbindung war auch ein späteres Miteinander wieder möglich.

Menschen am Rande – sagen die in der Mitte. Auf den Blickwinkel kommt es an. Von unten sieht das Leben anders aus als von oben. Die Randständigen öffnen uns die Augen für das, was wir nicht wahrnehmen und oft auch nicht wahrhaben wollen. Die Armen sind unsere Optiker. Sie schärfen unseren Blick, verhelfen uns zum Durchblick, zur Einsicht. Einfühlendes Verständnis brauchen Frauen und Männer, die an den Rand der Gesellschaft und auch der Kirche gedrängt werden. Ihr Leid lässt sich oft nicht in Worte fassen, eher in Bildern ausdrücken: Verwundete Engel.
aus: Verwundete Engel, Seelsorge – am Rande bemerkt, u. a. von Petrus Ceelen

Ich muss mir meine Auszeit selber nehmen

An manchen Tagen läuft mein vergangenes Leben wie ein Film an mir vorbei und ich denke darüber nach, was ich heute anders machen würde. Wäre mit einem anderen Handeln ein glücklicheres Leben möglich gewesen? Und bin ich meinen Aufgaben und Herausforderungen gewachsen gewesen? Bei einem bin ich mir allerdings sicher: Eine Familie hätte ich mir immer gewünscht, für alle Zeiten ein Einzelkämpfer zu sein, das wäre für mich nicht erstrebenswert gewesen.

Aber meine Kindheit hätte ich mir schon ein bisschen schöner vorstellen können. Ständig beweisen zu müssen, dass man es überhaupt wert ist, auf der Welt zu sein, kostet viel Energie. Kinder wollen auch mal gelobt werden, sonst strampeln sie ständig nur auf der Stelle. Manchmal überlege ich: Was hält ein Mensch alles aus? Wo sind die Grenzen, bei deren Überschreiten wirklich Krankheit entsteht, wo die Grenzen, die nicht ohne dauerhaft bleibenden Schaden überschritten werden können? Der Körper zum Beispiel spricht seine eigene Sprache. Es heißt nicht umsonst etwa bei Rückenschmerzen: Man hat sich zu viel aufgebürdet!, oder bei Kopfschmerzen: Zu viel reingepackt und jetzt ist der Kopf dicht!

Jeder Mensch kann vieles aushalten, vieles verarbeiten, aber irgendwann ist Schluss. Doch es ist wirklich bei vielen Mitmenschen so, dass sie ihre körperliche Auszeit nur durch eine schwerwiegende Erkrankung nehmen. „Alarmstufe Rot“, sage ich dann immer. Ich

persönlich höre inzwischen schon auf die kleine Stimme im Hinterkopf, wenn ich es wieder einmal übertreibe mit meinen vielen Aktionen. Ich höre dann auf meinen Körper und nehme mir meine verdiente Auszeit. Und das ganz ohne schlechtes Gewissen!
Das Schöne dabei ist ja, dass man es – im Gegensatz zum Beruf – im Ehrenamt selbst entscheiden kann, wie viel Zeit man investiert. Der andere Vorteil ist, dass ich es nicht mehr jedem recht machen muss. Es ist mir tatsächlich egal, ob es alle gut finden oder nicht, was ich tue oder wie ich mein Ehrenamt gestalte. Ich muss abends in den Spiegel schauen können und mit mir im Reinen sein, das hat Priorität! Mir fällt hier ein einzigartiger Kalenderspruch ein, den ich mir immer wieder zu Herzen nehme:

Traue keiner Stimme in deinem Inneren, die nicht liebevoll zu dir spricht. Wann immer du eine Stimme in dir hörst, die sich abwertend, abschätzig oder negativ über dich und dein Verhalten äußert, misstraue ihr. Sie ist nur ein Relikt aus deinen Kindertagen, in denen dich andere kritisiert und abschätzig behandelt haben. Sie wiederholt nur, was andere früher über dich gesagt haben. Entscheide nun selbst, wer oder was du bist. Entscheide, dein bester Freund zu sein. Wenigstens du solltest nett zu dir sein!

Träume gehören zum Leben

Es ist in manchen Situationen wichtig, sich selber wieder auf den Boden zurückzuholen. Sein Selbstwertgefühl sollte man ohnehin niemals ganz aufgeben, dies hat auch sehr viel mit Stolz zu tun. Menschen, die ihren Stolz auf sich selbst komplett aufgeben, haben meistens auch kein Rückgrat mehr.
Wie soll es dann funktionieren, wenn Ausnahmesituationen wie eine schwerwiegende Erkrankung auf solche Menschen zukommen? Nur zu schnell stoßen diese Menschen ans eigene Limit.
Wenn ich es mir recht überlege, musste auch ich erst krank werden, um Anerkennung zu erhalten, was auf viele Bereiche zutraf. Erst in solchen Extremsituationen zählen auf einmal persönliche Leistung und Einsatz. Aber vielleicht macht gerade das Sinn! Oder ist man eine Verrückte, wenn man mit einer Krebsdiagnose im Nacken vorwärtskommen möchte? Keine Herausforderung erscheint mir zu groß, um sie als Herausforderung nicht doch annehmen zu können. Ich habe zudem noch so viele Ideen, die ich verwirklichen möchte, dabei immer das Ziel vor Augen, nachfolgende Neuerkrankte ein Stückchen weiterbringen zu können. Hoffentlich reicht meine Zeit dazu aus. Aber man sagt mir immer wieder: Da oben im Himmel können sie solche Quertreiber wie mich nicht gebrauchen. Ich würde dort nur alles durcheinanderbringen.

Was sind Ihre Lebensträume? Vielleicht sagen Sie jetzt: Ach, die persönlichen Lebensträume, das ist doch eine Sache der Jugend. Da träumt man von einem bestimmten Leben. Von der großen Liebe! Da habe ich davon geträumt, Astronaut zu werden und den Himmel zu erobern. Ich habe davon geträumt, eines Tages vom Prinzen auf das Pferd gezogen zu werden und davonzureiten in ewiges Glück. Warum aber sollten Träume der Jugend vorbehalten sein? Es tut gut, zu träumen. Und manchmal inspirieren Träume ja auch, das Leben zu verändern. Und sei es nur ein wenig hier und ein wenig da.

aus: Was sind Ihre Lebensträume? von Margot Käßmann

Sein eigenes Lebensbuch schreiben

Leider sehe in meiner Beratung zu oft das Gegenteil bei den Kranken. Manchmal möchte ich die betroffenen Menschen anschubsen, damit sie nicht weiter in Lethargie verfallen und irgendwann keine Kraft mehr haben und letztendlich resignieren. Das Leben ist so wertvoll, jede Minute ist kostbar, und es liegt nur an uns, was wir daraus machen. Es lohnt sich immer, auch über den eigenen Tellerrand hinauszuschauen, neue Werte nach der Erkrankung mit der anschließenden Therapie zu entdecken, die notwendige Zeit und Energie dafür zu entwickeln. Aber das müssen wir selber schaffen. Natürlich kann man auch hoffen und warten, doch Wunder geschehen eher selten.

Ein gesundes Umfeld ist mehr als nötig, aber leider nicht immer selbstverständlich, um das Glück in Angriff zu nehmen. Glücksmomente muss man sich selber schaffen, ist meine Devise – aber Vorsicht, das ist ansteckend! Eine schwere Erkrankung oder ein anderes einschneidendes Unglück kann nicht alles in unserem Leben beenden. Wir sind der Regisseur unseres Lebens, und das Ergebnis unseres Lebensfilms sollte für uns akzeptabel sein, sonst müssen wir unser Drehbuch ändern. Selbst wenn nach einer schwerwiegenden Diagnose wie Krebs erst einmal alles infrage gestellt wird, kommt nach einiger Zeit doch wieder etwas mehr an Normalität auf den Einzelnen zu. Die Lebensqualität ist zwar einige Zeit eingeschränkt, wird aber irgendwann wieder erträglich. Mit kleinen Schritten in

die richtige Richtung arbeiten wir uns konstant in eine zwar geänderte, aber durchaus wieder erträgliche Qualität unseres zweiten Lebens.
Nur darf man eben nicht die Hände in den Schoß legen und auf Wunder hoffen, die leider nicht sehr oft passieren. Das eigene Lebensbuch zu schreiben, gibt uns Betroffenen eine unglaubliche Reife und Lebenserfahrung. Das Wissen um unser eigenes Leben kann man nicht aus Lehrbüchern ziehen, das ist unsere individuelle, ganz allein erdachte und abgewägte Geschichte.

Man achte gerade auf die kleinen Dinge. Gehe ihnen nach. Was leicht und seltsam ist, führt oft am weitesten.
Ernst Bloch

Erste Ansätze der Unterstützungsarbeit

Vor einiger Zeit kam wieder der Anruf von einem jungen Mädchen. Ein Freund von ihr hatte vor Kurzem die Diagnose Leukämie erhalten. Er bräuchte so schnell wie möglich die richtige Knochenmarkspende. Die DKMS (Deutsche Knochenmarkspenderdatei) in Tübingen sei bereits auf der Suche nach geeigneten Spendern, aber es mache auf jeden Fall Sinn, auch in der Region einen Aufruf zur Spende zu starten.
Man musste mich nicht zweimal fragen. Zusammen mit ein paar Helfern legte ich natürlich gleich los. Eine Informationsveranstaltung für die Bevölkerung in unserem Raum wurde durchgeführt. Andere Helfer organisierten eine große Benefizveranstaltung, um die notwendigen Gelder zur Durchführung von weiterführenden Laboruntersuchungen und die Organisation von Stammzellentnahmen herbeizuschaffen. In unserer Gegend sprach mich fast jeden Tag jemand auf diese Familie an, bot seine Hilfe an.
Der junge Mann, mit dem ich inzwischen einen guten Kontakt hergestellt hatte, erhielt nach einer Chemotherapie seine Knochenmarkspende. Seine Mama und ich durften ihn eine gewisse Zeit nach der Übertragung der Spende besuchen. Er strahlte und sagte scherzhaft: „Nun habe ich eine andere DNA und kann eigentlich eine Bank überfallen, ohne dass man mich identifizieren kann."
‚Na, wenigstens hat er seinen Humor behalten', dachte ich. Aber damals zitterte die ganze Familie um das Le-

ben dieses jungen Mannes, der die ganze Behandlung von A bis Z durchmachen musste.
Das kostet unglaublich Kraft und ich glaube, dass man eine Menge an Gottvertrauen braucht, um eine solche Situation zu bewältigen. Ich erinnere mich, dass ich zum Beispiel zur Unterstützung der Geschwister des Kranken einen Fußballfanclub anrief, um ein Spiel zu organisieren. Dies klappte dann auch in Stuttgart. Es muss einem bewusst sein, dass die ganze Familie unter einer solchen Situation leidet, nicht nur der Patient. Die Geschwister des Patienten nehmen automatisch eine passive Nebenrolle ein.
Leider ist dieser junge Mann jetzt nach einigen Jahren nach wie vor in intensiver Behandlung und hat derzeit noch nicht die Lebensqualität, die man ihm nur wünschen kann. Ich habe immer noch Kontakt zur Familie und versuche, bei diversen Situationen das Notwendige zu organisieren.
In einem anderen Fall gelang es mir, eine Aktion gemeinsam mit der DKMS zu organisieren. Dabei ging es um einen Leukämiekranken direkt aus unserer Region. Ich wusste, was man außer Arzthelferinnen, dem leiblichen Wohl der Spender und den Räumlichkeiten noch alles planen musste. Aber es macht immer Sinn, sich für ein solches Vorhaben zu engagieren, denn man kann auch zu einem späteren Zeitpunkt eventuelle Spender daraus für andere Erkrankte ansprechen. Nichts an einer solchen Aktion ist umsonst, das sollte man wissen. Und wenn es lediglich Spendenaktionen sind, die zur Typisierung führen, ist dies auch zu etwas gut,

denn eine Typisierung kostet um die 50,00 Euro. Ich kenne inzwischen Fälle, die zu einem späteren Zeitpunkt für Neuerkrankte infrage kamen und angeschrieben wurden. Gewonnen aus den Aktionen, die wir in unserer Gegend durchführten. Das macht mich stolz, auch wenn man diese Dinge über spätere Spender nur nebenbei, wenn überhaupt erfährt.

Noch ein anderer Fall, wobei es dieses Mal um einen kleinen Jungen ging, nennen wir ihn Johannes. Auch er hatte Leukämie und die alleinerziehende Mutter hatte ohnehin schwer zu kämpfen, konnte sie durch das kranke Kind doch nicht mehr regelmäßig ihrer Arbeit nachgehen. Als ich ihr meine Hilfe anbot, musste sie deshalb nicht lange überlegen. Mit meinem Mitstreiter Holger und anderen guten Seelen organisierten wir innerhalb kürzester Zeit eine große Benefizaktion vor unserer Tür. Künstler traten für einen Bruchteil ihrer Gage auf und die Öffentlichkeit unterstützte uns bei vielen Aktionen. Und das Ergebnis konnte sich wirklich sehen lassen. Einen ordentlichen Batzen Geld konnten wir später überreichen. Der kranke Junge sah das viele Geld in einem Säckchen, wir hatten es extra nicht umgewechselt, und bat um zehn Euro für spezielle Fußballbildchen, die gerade im Umlauf waren. Die bekam er dann von mir und sein strahlendes Gesicht nahm ich abends mit in den Schlaf. Wenn ich ihn und seine Mama gelegentlich treffe, freue ich mich, dass er wohl das Gröbste überstanden hat. Schulisch hat er auch wieder aufgeholt und macht seiner Mutter viel Freude.

Ein weiterer Fall kam dann ziemlich schnell auf mich zu, es war wieder ein kleiner Junge mit einer Leukämiediagnose, nennen wir ihn Klaus. Wieder eine alleinerziehende Mutter, die nicht mehr wusste, wo sie mit allen Sorgen hin sollte. Da haben wir dann rasch Spendenaufrufe gestartet und Freund Holger veranstaltete einen Bücherbasar, bei dem der Erlös an diese Familie ging. Mehrere Aktionen, auch bei diversen Schulen, brachten guten Erfolg.
Es berührt mich immer ganz besonders, wenn Schüler anrufen und mit eigenen Aktionen zur Verbesserung der Lebensqualität des kranken Kindes beitragen wollen. In diesem Fall startete auch der Gewerbe- und Handelsverein unserer Region eine große Aktion mit gutem Ergebnis für die Familie. Das Beste war dann unser zehnjähriges Jubiläum meiner ersten Selbsthilfegruppe für Menschen mit Krebs und ihren Angehörigen, die ich in der Region aufgebaut hatte. Zu diesem Anlass hatte Sabine aus meiner Gruppe die Idee, ein Jubiläumsbuch auf den Markt zu bringen, das aus Kochrezepten von Patienten, Ärzten und Therapeuten bestehen sollte. Auf dem Cover des Buches war – mit der Erlaubnis von den beiden – das Foto von eben diesem kranken Jungen und seiner Mutter. Dies war eine langfristige Arbeit, auch für den Verleger, wie er später bestätigte. Und nun geht von dem Verkauf dieses Buches ein kleiner Teil an die Angelo-Stiftung für krebskranke Kinder und Kinder von krebskranken Eltern der Region. Also, wenn ich dies so betrachte, ich wäre doch früher niemals auf die Idee gekommen, solche

Projekte auf den Weg zu bringen, hätte nie den Mut dazu gehabt. Meine Krankheit ist also nicht nur etwas Negatives, wie ich es immer wieder feststellen muss.
Klaus geht es inzwischen auch wieder besser, er hat enorm in der Schule aufgeholt, bekam sogar eine Gymnasiums-Empfehlung. Mit den beiden treffe ich mich regelmäßig. Ich denke mal, das Schlimmste hat er wohl überstanden. Natürlich gibt es keine hundertprozentige Sicherheit, aber die gibt es auch nicht bei gesunden Menschen. Die Mutter dieses Jungen ist sogar aktiv in unserer Stiftung tätig. „Ich will auch mal etwas zurückgeben", meinte sie.
Wenn ich mir überlege, wie viele Fälle allein in unserer Gegend publik geworden sind – und die Dunkelziffer ist sicher um vieles höher –, muss man sich schon Sorgen machen. Bei Kindern und Jugendlichen berührt es mich besonders, haben sie doch das ganze Leben noch vor sich. Oft höre ich von den Eltern der betroffenen kleinen Patienten die Frage, warum es gerade ihr Kind treffen muss. Dann soll doch das Schicksal lieber sie als Mütter treffen. Aber das kann man sich leider nicht aussuchen.

Versuche stets, ein Stückchen Himmel über deinem Leben frei zu halten.
Marcel Proust

Wie wichtig ist die Hilfe für den Alltag

In dieser Zeit der ersten Aktionen reifte bei mir und anderen der Entschluss, eine Stiftung für krebskranke Kinder zu gründen. Wir erkannten einfach einen Bedarf dafür direkt vor der Haustür.

Es dauerte nicht lange und ich hatte bereits den nächsten Fall vorliegen. Ein kleines Mädchen, gerade mal vier Jahre alt, wurde durch die Diagnose Leukämie aus ihrer Normalität gerissen. Es trifft mich schon immer sehr persönlich, wenn ich sehe, welche Schicksale bereits so junge Menschen ereilen können. Natürlich ist eine solche Erkrankung für die gesamte Familie ein großes Drama, aber ich denke vor allem immer wieder daran, wie viel Kindheit diesen kleinen Menschen genommen wird. Natürlich vergessen Kinder auch wieder, wie immer gerne behauptet wird. Aber ich bin überzeugt, dass viele Erinnerungen nicht gänzlich ausgelöscht werden können.

Dieses kleine Mädchen, wir nennen sie hier Nicole, hat nach der stressigen Chemotherapie zu ihrem Papa gesagt: „Wir sperren die Leukämie auf den Speicher." Mit allen Höhen und Tiefen wurde die komplette Familie belastet, diesmal eine Großfamilie, die sich gegenseitig stützt und bei der die Aufgaben auf viele Schultern verteilt werden können. Doch auch bei diesen Menschen werden die Sorgen um das kleine Mädchen Spuren hinterlassen, aber natürlich werden sie dadurch auch zusammengeschweißt werden. Wir von der Stiftung und andere Gruppierungen, die bei dieser

Unterstützungsaktion mit im Boot waren, konnten nur eine kleine Hilfestellung geben. Die emotionale Hilfe im betroffenen Umfeld ist eine andere und viel schwierigere Aufgabe. Unsere materielle Unterstützung hilft lediglich, den äußeren Zusammenbruch zu verhindern, ein Stück weit die Normalität für die Beteiligten zu erhalten. Sie soll auch dazu beitragen, persönliche Wünsche der betroffenen Kinder umzusetzen, ohne daran zu denken, wie hoch der Preis für manchen Wunsch ist.

In diesem Fall benötigte der Vater eine berufliche Auszeit, da sich die Mutter komplett um das kranke Kind kümmern musste. Ein Kind der Familie wurde zu dieser Zeit noch gestillt, was man in der Zeitplanung berücksichtigen musste. Die vielen, oft überraschenden, nicht einplanbaren Krankenhausaufenthalte führten immer wieder zur Verhinderung der normalen Tagesabläufe. Überhaupt ist Normalität bei so einer Erkrankung für eine Familie eher selten vorhanden. Ältere Geschwister haben in solchen Situationen selten Gelegenheit, Beziehungen zu Freunden zu pflegen und müssen oft zurückstecken. Da kommen nun mal an erster Stelle die eigene Familie und der Zusammenhalt in dieser Gemeinschaft.

Aber ich denke noch immer an den Tag zurück, als wir eine Spende bei dieser harmonischen Familie abgaben. Dieses Haus war voller Liebe, das spürte man an allen Ecken und Enden. Die Kleine hatte so viel Glück, dass sie in einer so herzlichen Umgebung wieder Kraft schöpfen konnte. Der Schutz einer intakten Familie ist die größte Hilfe für die Genesung.

Nun, was soll ich sagen, wir hatten kaum wieder Luft geschnappt, da wartete ein kleiner Junge mit einem genetischen Darmkrebs auf unsere Hilfe. Das Dramatische an dieser Geschichte ist: Die Familie hat vier Kinder, gleich zwei davon sind erkrankt. Der eine Junge leidet an einem angeborenen Herzfehler und eben unser Schützling an genetischem Darmkrebs.
Die Familie wandte sich an mich, weil sie absolut kein Land mehr sah. Dann wurde das erste Problem angegangen. Ein vorhandenes Auto, das behindertengerecht sein sollte, funktionierte nicht mehr richtig und hätte nur noch teuer repariert werden können. So entstand eine Lage, die nicht mehr zu akzeptieren war. Das Auto musste ersetzt werden, da die Familie mit den kranken Kindern manchmal mit zwei Rollstühlen unterwegs sein musste. Nicht immer ist jeder Termin mit öffentlichen Verkehrsmitteln planbar. Alle Kosten werden auch nicht von den Kassen übernommen. Und jeder, der schon mit einem Rollstuhl unterwegs war, weiß aber auch um die Barrieren für Rollstuhlfahrer im öffentlichen Leben. Und dann hier alles doppelt mit zwei Kindern im Rollstuhl. Ein Unding, das diese Mutter nicht auf sich nehmen konnte. Und wie der Vater versicherte, war seine berufliche Auszeit bereits ausgereizt, er konnte es nicht riskieren, seine Arbeitsstelle aufs Spiel zu setzen. Bei vier Kindern wäre dies ein zusätzliches Fiasko gewesen.
Wir beriefen kurzfristig eine Sitzung ein und konnten eine finanzielle Unterstützung initialisieren. Die Familie war überaus dankbar, dass sie nun wenigstens wieder

einen funktionierenden fahrbaren Untersatz hatte, wenn auch gebraucht, aber das spielte nun wirklich keine Rolle.

Manchmal frage ich mich, wie selbstverständlich manche Mitbürger ihr bestens versorgtes Dasein leben und trotzdem nicht zufrieden sind. Sorgen haben ist das eine, aber Glück für die ganz kleinen Dinge des Alltags empfinden, das ist wohl das andere. Ich glaube, jeder sollte einmal über diese Grenzen schauen, dann wäre er mit seinem Leben mehr als zufrieden. Wir sehen so viele glückliche Gesichter, die sich im Rahmen des absoluten Minimums bewegen. Der schnöde Mammon ist bei ihnen nur zur Erhaltung von Notwendigkeiten, aber nicht für Luxusgüter gedacht.

Heute ein wunderschönes Herz aus Holz geschenkt bekommen, selbst gemacht, danke Konrad!

Jeden Tag eine gute Tat vollbringen, das ist meine Devise!

Wer aus den Büchern nicht mehr lernt, als was in Büchern steht, der hat die Bücher nicht halb genutzt.

Gotthold Ephraim Lessing

Wir sind für alle mitverantwortlich

Das Leben ist nicht immer fair, diesen Satz höre ich immer oft von Betroffenen. Eines ist auf jeden Fall sicher: Gegen sein Schicksal auflehnen kann man sich nicht, da ist man leider machtlos. Das Schicksal macht vor keinem Menschen halt und auch das liebe Geld kann keinen Schutz vor allen widrigen Situationen des Lebens gewährleisten.

Hätte ich mir in früheren Jahren Gedanken gemacht über eine ehrenamtliche Tätigkeit? Wohl kaum, doch jetzt besetze ich gleich mehrere dieser Ämter. Das geschieht aufgrund eigener negativer Erfahrungen und eigener Erlebnisse. Eine Entwicklung, die geschah, weil ich durch diese Erfahrungen die vielen Defizite im Gesundheitsbereich erkannt habe.

Jeder schreit nach ausreichender Versorgung im Gesundheitswesen, aber eine Eigenverantwortung, die in vielen Bereichen nötig wäre, wollen sehr viele Menschen nicht wahrnehmen. Wir klagen zudem auf einem sehr hohen Niveau. Alles kann der Staat nicht richten, wir vergessen: Der Staat sind wir alle selber. Ich habe mir schon oft gedacht, wenn nur jeder ein bisschen Verantwortung im eigenen Bereich übernehmen würde, wäre unsere Gesellschaft sicherlich ein ganzes Stück sozialer gestaltet. Dabei muss man sehen, dass sich die medizinische und soziale Versorgung im deutschsprachigen Raum trotz aller Defizite in einem gut erträglichen Rahmen befindet. Wir jammern über den demografischen Wandel, über geburtenschwache

Jahrgänge, sind uns aber nicht bewusst, welche Folgeprobleme dies auf Dauer auslöst und vor allem kommenden Generationen aufbürdet. Wir sind alle gefragt, um für menschenwürdige Zustände im Gesundheitswesen des eigenen Umfeldes zu sorgen. Es geht auch um unsere Kinder und deren Zukunft. Mich macht es zum Beispiel rasend, wenn ich von Kranken immer wieder zu hören bekomme: Das steht mir zu, dafür habe ich genügend eingezahlt. Der Nachbar hatte vielleicht nicht immer die finanzielle Möglichkeit, ausreichend Beiträge in die Kranken- oder Rentenversicherung einzuzahlen.

Ich darf nicht nur egoistisch an meine eigene Situation denken. Bereits Kindern bringt man bei, dass sie teilen sollen. Doch uns Erwachsenen ist es offensichtlich lieber, nicht über den Tellerrand zu schauen. Ein gewisser Egoismus im Leben ist ja in Ordnung, aber diese ausschließliche Orientierung auf sich selber darf es nicht sein. Und mitnehmen können wir dereinst alle nichts, Gott sei Dank! Es liegt an mir und jedem Einzelnen, ob man das Unglück des Nachbarn sehen will oder nicht! Der Großteil der Menschen sagt sich leider, dass er mit seinen eigenen Dingen genug zu schaffen hat und keine zusätzlichen Probleme von anderen sehen will.

Erst seit dem Zeitpunkt meiner Krebsdiagnose vor vielen Jahren sehe auch ich das alles mit völlig anderen Augen. Früher habe ich mir keine Gedanken gemacht, es war alles klar geregelt und durchstrukturiert. Fernziele waren für mich immer sehr wichtig. Heute denke ich nur noch an den Tag und den Moment. Die soge-

nannten Nahziele prägen meine Planung, da diese Zeit überschaubarer ist. Wer garantiert mir denn, dass ich Ziele in weiter Ferne überhaupt noch erreiche? Hat überhaupt jemand seine statistisch mögliche Zukunft sicher in der Hand?
Ich habe in den letzten Jahren lernen müssen, von Plänen und Wünschen Abschied zu nehmen. Seinem Schicksal kann man nicht entkommen, denn es wird von anderer Seite geplant. Der liebe Gott hat keinen weißen Mantel an! Aber ist sich dessen ein gesunder Mensch überhaupt bewusst? Von einer Sekunde zur anderen mischen sich die Karten neu und man ist hilflos und ausgeliefert wie ein Baby. Grenzen bestimme dann nicht mehr ich!

Wenn Sorgen über die Zukunft deinen Tag beschweren, wende dich bewusst dem Heute zu. Heute entscheidet es sich, ob du lebst oder nicht, ob du da bist oder nicht, ob du dich auf den Menschen vor dir einlässt oder nicht, ob du etwas anpackst oder nicht. Das Heute gut zu bewältigen, das ist die eigentliche Herausforderung für das Leben.
Anselm Grün in: Jeder Tag ein Weg zum Glück

Der Himmelpapa aus der Kindheit

Meine Gedanken schweifen mal wieder zurück in meine Kindheit. Da ich die ersten Jahre meiner Kindheit in Oberbayern verbrachte, zieht es mich immer wieder gedanklich in die wunderschöne Bergwelt bei Kufstein zurück. Zur Pilzzeit ging unsere Mutter mit uns regelmäßig in die Wälder, um Steinpilze und Pfifferlinge zu sammeln. Was waren wir stolz, wenn der Korb voll war und es abends eine leckere Pilzpfanne gab. Mit Kräutern und Eiern überbacken, war das eine Delikatesse. Ich muss nicht eigens vorausschicken, dass meine Mutter sich sehr gut mit Pilzen auskannte und jeden einzelnen Pilz vor der Verarbeitung überprüfte.

Zur Beerenzeit hängte man uns Kindern eine Milchkanne um und der Ausflug in die Wälder war erst beendet, wenn die Kannen voll mit den Früchten waren. Das gestaltete sich äußerst schwierig, da wir ja das Naschen mit einplanen mussten. Bei Blaubeeren sahen wir dementsprechend aus. Aber diese Ausflüge gehören auch heute noch zu meinen wenigen positiven Kindheitserinnerungen.

Beeindruckend waren für mich allerdings auch die Wallfahrten in die Berge. Zu den kleinen Bergkapellen brachten wir als Kinder immer wieder selbst gepflückte Wiesensträuße und verfielen beinahe in einen Wettbewerb, wer den schönsten Strauß zustande bringen würde. Ich liebte die Blumenwiesen mit den üppigen, in prächtigen Farben blühenden Naturwundern, mit denen ich den Himmelpapa vielleicht versöhnen konnte. Dazu muss man wissen, dass ich, wenn ich als kleines Kind nicht artig war, den sogenannten Himmelpapa als etwas ganz Geheimnisvolles angedroht bekam. Meine Mutter drohte mir mit der Bestrafung durch ihn, und ich akzeptierte dies als absolutes Druckmittel. So wollte ich mit den Blumen den Himmelpapa vielleicht gnädig stimmen? Ich weiß es nicht. Nur den einen Spruch, der Himmelpapa wird dich strafen, der verfolgte mich noch viele Jahre später. In Träumen erschien mir der Himmelpapa als ein alter Mann mit Rauschebart, der mich streng musterte. Als ich schwer erkrankte, grübelte ich Tag und Nacht, warum ich wohl so schwer durch ihn bestraft wurde. Was hatte ich Schlimmes verbrochen?

Großer Unsinn, wie ich mir heute eingestehe, aber es dauerte sehr lange, bis ich es begriff. Kindliche Fantasie kann da sehr bedrückende Wege gehen. Es ist ein großes Zeichen von Schwäche der Erwachsenen, wenn man in der Erziehung solche Bilder als Druckmittel einsetzt. Wahrscheinlich denken auch heute noch viele Menschen darüber nach, was solche Drohgeschichten für Folgen für Kinder haben. Meine Angst vor Gewittern hat sich bis heute nicht gelegt. Der Spruch meiner Mutter zum Gewittergrollen in meiner Kindheit war, dass der liebe Gott schimpfen würde, weil wir so ungezogen wären.

Unser Langzeitgedächtnis speichert alles, leider nicht nur das Positive. Der strafende Gott hatte bei uns in Oberbayern in vielen Familien eine tragende Bedeutung in der Erziehung. Niemals würde ich meinen Kindern so eine Erziehung antun. Es ist auch nicht der richtige Weg, um einen gesunden Glauben zu entwickeln. Einen strafenden, bösen Gott gibt es zudem einfach nicht.

An sich ist nichts weder gut noch böse, das Denken macht es erst dazu.
William Shakespeare

Die Auseinandersetzung mit der Vergangenheit ist wichtig

Die Nähe zur Natur in der wunderschönen Bergwelt, vor allem bereits in der frühesten Kindheit, war schon großartig. Wenn ich die Augen schließe, sehe ich blauen Enzian, Almrausch in roter Fülle und riesengroße Farne in einem faszinierenden Grün vor mir. Auch große Hirschkäfer und Feuersalamander faszinierten mich bei Ausflügen in der Natur. Bei den kirchlichen Wallfahrten war es übrigens Pflicht, stets dabei zu sein. Ich empfand es als etwas ganz Großes, man fühlte sich zugehörig.

Mein Respekt vor Kirche und allen Ritualen war damals unantastbares Gesetz. Ich dachte immer, der liebe Gott sieht alles, selbst wenn ich demütig singe und bete. – Man sollte die Wegweiser der eigenen Kindheit niemals unterschätzen. – Deshalb erschütterten mich meine späteren Erlebnisse mit Klosterfrauen umso mehr. Die große respektvolle Distanz zu allen kirchlichen Vertretern stimmte plötzlich nicht mehr. Das musste ich erst einmal verdauen. Viele andere aktuelle Skandale konnte ich aus diesem Grund einfach nicht erfassen. Es dauerte sehr lange, bis ich eine andere Wahrheit erkannte. Plötzlich war nichts mehr hundertprozentig rein und mein naiver Glaube bekam erste Zweifel.

Nun wollte ich vor ein paar Jahren alte Kindheitserinnerungen in meiner Heimat aufspüren und bat deshalb meinen Mann, sich mit mir auf den Weg zu machen.

Ein Grund dafür war für mich auch, manches Geschehen abschließen zu können.
Der erste Weg führte uns nach Regensburg. Auf dieser Reise in die Vergangenheit begleitete uns mein ältester Bruder mit seiner Frau. Wir verbanden diese Fahrt mit ein paar Tagen Urlaub, da diese Gegend ausreichend kulturelle Attraktionen bietet.
Als ich nach den vielen Jahren vor der grauen Mauer stand, in dem das klösterliche Kinderheim mit meiner Klostertante mütterlicherseits untergebracht war, brach mir erst einmal der kalte Schweiß aus. Wie in einer Zeitmaschine kamen die schrecklichen Erlebnisse wieder in mein Gedächtnis.
An diesem Tag wollte und konnte ich noch nicht in das Innere hinter der Mauer gehen. Erst zu einem späteren Zeitpunkt fragte mein Bruder eine Klosterschwester an der Pforte, ob wir uns umschauen dürften, weil wir dieses Gebäude aus der Vergangenheit kennen würden. Ich überwand mich und ging mit hinein, obwohl mir nicht wohl dabei war. Die hauseigene Kapelle stand noch immer wie vor vielen Jahren, nur wurde sie gerade renoviert.
Das Gebäude ist inzwischen ein SOS Kinderdorf geworden, ein paar freundliche Bilder hingen an den Wänden. Gleichwohl war ich sehr froh, als wir wieder nach draußen gingen. Meine Bedrückung war körperlich spürbar, kaum konnte ich atmen. Das war für mich ein weiterer Beweis dafür, dass man auch nach so vielen Jahren Verletzungen aus der Kindheit nicht überwunden hat. – Die strenge Klosterschwester, die uns

schlug, hatte ich sogar bei meinem Besuch bildlich vor Augen. – Und vergessen kann man sie wahrscheinlich gar nie.
Und doch war es für mich sehr wichtig, diesen Ort der Demütigung noch einmal aufzusuchen. Danke an meinen Mann, der dies ermöglichte und vor allem verstehen konnte.
Manchmal muss man eine gewisse Scheu und Angst überwinden, Vergangenes verliert sehr viel an Schrecken, wenn man gezielt darauf zugeht.

Lass dich los. Du darfst so sein, wie du bist. Ruhe dich aus. Dann kannst du weitergehen auf dem Weg, den du dir vorgenommen hast. Aber jetzt genieße die Ruhe. Komm mit dir in Einklang. Wer mit sich im Einklang ist, den bringt nichts mehr aus der Ruhe.
Anselm Grün

Um die Kindheit zu beurteilen, muss ich sie erst einmal sehen

Zu einem späteren Zeitpunkt bat ich meinen Mann, mit mir in meine Heimat Kiefersfelden bei Kufstein zu fahren. Ich wollte unbedingt den dortigen Hechtsee wiedersehen, in dem ich als Kind so gerne baden ging. Sogar an mein rot-weißes Kleid kann ich mich erinnern, das ich zum Baden gerne anzog, da es so geschickte Druckknöpfe hatte und nicht so kompliziert beim An- und Ausziehen war. Es hatte eine weiße Spitzenborte und war eines der wenigen Kleider, die ich überhaupt mochte – vielleicht, weil es kein abgetragenes Kleid meiner Schwester war. Dieses Kleid hatte meine Mutter selbst genäht, nur für mich, das war schon etwas Besonderes.

Das Wetter spielte an dem Tag meiner Erinnerungsreise nicht mit, wir mussten den ganzen Weg um den See mit aufgespanntem Regenschirm laufen. Aber es war ein absoluter Höhepunkt, als ich mich nach so vielen Jahren immer noch an diverse Kleinigkeiten erinnern konnte. Die riesigen Baumwurzeln, die über den kompletten Weg verliefen, hatte ich immer noch vor Augen. Auch die Stellen, an denen wir ins Wasser gesprungen waren, kannte ich noch genau. Inzwischen hatte alles ‚seine Ordnung' und nur noch ein kleiner, abgegrenzter Teil war für die Badenden vorgesehen. Abends kamen wir total erschöpft, aber glücklich im Hotelzimmer an. Ich werde diese Reise in die Vergangenheit irgendwann noch einmal wiederholen. Hei-

matwurzeln spielen nicht nur in Heimatromanen eine Rolle, sie sind auch für mich real und sehr wichtig. Daran glaube ich aus heutigem Erleben, heutigem Fühlen wirklich, niemand kann es als Hirngespinst abtun. Vielleicht spielt auch meine veränderte Sensibilität bei diesem Fühlen des Gestern eine wichtige Rolle.
Noch einmal zurück zu unseren Ausflügen in Regensburg. Natürlich habe ich versucht, auch positive Ereignisse aufzugreifen. Zum Beispiel denke ich an den Ausflug an die breite Donau, die große mächtige Brücke, die mich schon als kleines Mädchen sehr beeindruckte. Auch erinnere ich mich an den wunderschönen Christkindlmarkt mit den unermesslichen Leckereien, oder die Dult, eine Art Kirmes, mit den verlockenden Ständen mit Zuckerwatte und anderen Leckereien. Ich erlebte vor vielen Jahren das Hochwasser, dessen Hochstände noch heute an den Markierungen an den Gebäuden nachzulesen sind. Und die wunderschöne Altstadt mit ihren kleinen Gassen, heute natürlich mit ansprechenden hübschen Läden für die Touristen. Ich erinnerte mich, wie ich im damaligen Kaufhaus Mercur das erste Mal auf einer Rolltreppe gefahren bin, was für ein Erlebnis für mich als kleines Kind, zumal es vom tristen Dasein im klösterlichen Heim ablenkte. Es gab sogenannte Zauberbonbons, die immer beim Lutschen ihre Farbe wechselten, das war schon witzig. Wie stolz war ich, als ich meinem Mann das eine oder andere Gebäude erklären konnte. Das Düstere habe ich inzwischen verarbeitet, das kann mich nicht mehr bedrücken. Ich sehe meine Vergangenheit inzwischen auch

mit anderen Augen. Wofür gibt es schließlich rosarote Brillen? Man muss sie nur aufsetzen!

Jedes Süße hat sein Bitteres, jedes Bittere sein Süßes, jedes Böse sein Gutes.
Ralph Waldo Emerson

Respekt muss man jedem entgegenbringen

Ein anderer Zusammenhang, der mich sehr lange beschäftigte, war, dass Gegenstände aus meiner Kindheit einfach irgendwann nicht mehr da waren. Ich denke dabei an meine Puppenstube, die von meinem Vater handgearbeitet worden war, meine geliebte ‚Negerpuppe' Dodo oder an meine heiß geliebte kleine Giraffe namens Blabel. Als ich irgendwann meine Mutter danach fragte, bekam ich lediglich zur Antwort: „Nicht mehr da." Aber diese Antwort war für mich nicht nachvollziehbar: Warum entfernte man etwas, das einen so hohen Stellenwert für mich hatte? Waren es doch diese Puppe und meine Giraffe, denen ich meine intimsten Geschichten anvertraute. Und plötzlich war alles weg, im Müll gelandet. Das tat mir sehr weh. Mein kleines bisschen Kindheit, ein Fall für den Müll! Das war eine bittere Erkenntnis. Natürlich kann man nicht alle Dinge aufbewahren, aber den Zeitpunkt des Entsorgens hätte ich doch gerne selbst gewählt. Erst einmal waren es meine persönlichen Schätze mit ihrer eigenen Geschichte. Und die wenigen schönen Kindheitserinnerungen verband ich nun mal mit diesen geliebten Sachen. Später, im Teenageralter, waren es dann die ersten Liebesbriefe, die ich mit einer schönen Schleife zusammengebunden hatte, mein Poesiealbum mit Eintragungen und tollen Zeichnungen meiner Mitschüler und Lehrer, und mein persönliches Tagebuch mit intimen Geständnissen aus der ersten Verliebtheit und anderen Schwärmereien, wie sie nun mal viele junge

Menschen haben. Dieses Wegwerfen in den Müll war ein großer Vertrauensbruch, den ich nicht verzeihen wollte. Alles war plötzlich weg und ich konnte es einfach nicht begreifen. Es verletzte mich sehr. Intimste Dinge, die nur mich etwas angingen, waren durch das Raster gefallen, einfach nicht wertvoll genug für andere Menschen.
So konnte ich später diesen Teil meines Lebens nicht mehr in Händen halten oder noch einmal Revue passieren lassen. Ich besitze kein einziges Bild mehr von meinem Vater, er wurde nach der Scheidung meiner Eltern totgeschwiegen und sollte aus den Erinnerungen verbannt werden. So etwas ist krank, aber leider nicht mehr zu therapieren. Wie gerne würde ich heute bestimmte Begegnungen auffrischen oder einfach als positive Erinnerung bewahren. So ist es, als hätte ich alles nur geträumt.
So ähnlich geht es den Menschen, die ihre Erinnerungen durch einen Brand oder ein Hochwasser von einer Minute zur anderen verlieren, das ist natürlich dramatischer, weil es viel mehr Gegenstände sind, häufig ihr ganzes Vermögen. Die persönlichen Sachen kann man nun mal nicht ersetzen oder einfach wiederbeschaffen. Warum geht man zu einem Klassentreffen? Doch eben aus den Beweggründen, manchem aus früherer Zeit wieder einen Raum zu geben. Ich würde solche persönlichen Dinge meiner Kinder niemals ohne ihre Zustimmung beiseiteschaffen. Wertschätzung wurde in meinem Elternhaus, in meiner direkten Umgebung, nicht unbedingt großgeschrieben, das kann ich nicht

verstehen und auch nicht akzeptieren. Verzeihen schon gar nicht.
Respekt ist keinesfalls nur für Erwachsene gedacht. Respekt sollte man auch den Kindern, Tieren und Pflanzen gegenüber aufbringen. Das ist für mich selbstverständlich und ein ungeschriebenes Gesetz. Das kann und soll man bereits kleine Kinder lehren.

Weine dich aus im Schmerz; dann greif entschlossen zur Arbeit; was die Träne nicht löst, löst, dich erquickend, der Schweiß.
Emanuel Geibel

Ist man durch kleine Hilfe heute schon ein Exot?

Heute hatte ich eine besondere Begegnung, als ich beim Einkaufen in einem Supermarkt war. An der Kasse bezahlte vor mir ein dunkelhäutiger Mann. Vermutlich gehörte er zu den neuen Asylbewerbern, die kürzlich erst angekommen waren.
Er hatte auch einen Gutschein für Lebensmittel dabei, aber soweit ich es beurteilen konnte, hatte er sich mit der Gesamtsumme etwas vertan. Er hatte Mehl, Haferflocken, Hähnchenteile und noch ein paar Kleinigkeiten – wirklich nichts Luxuriöses – auf das Kassenband gelegt. Als die Kassiererin wegen Überschreiten des Betrags einen Artikel nach dem anderen wieder zurücklegte, griff ich ein. Es fehlten für die Hühnerteile lediglich ein paar Cent. Als ich sagte, dass ich diesen Betrag übernehme, schauten mich alle wartenden Kunden befremdet an. Der junge Asylbewerber mit den traurigen Augen bedankte sich höflich, aber auch betroffen in gebrochenem Deutsch.
Nun frage ich mich: Was ist das Besondere? Diese paar Cent für den Einkauf des jungen Mannes werde ich bestimmt nicht spüren, für den jungen Mann, vielleicht sogar für seine ganze Familie, war das Wunschabendessen gerettet. Was ich damit zum Ausdruck bringen will, ist Folgendes: Wir sollten einfach mit offenen Augen durchs Leben gehen, es gibt täglich Situationen, in denen wir eine winzig kleine gute Tat vollbringen können, ohne gleich an den Bettelstab zu geraten.

Ist man heute bereits ein Exote, wenn man kleine gute Taten vollbringt? Jeder Bürger in unserem Land hat die Möglichkeit, etwas Sonne in die Herzen seiner Mitmenschen zu bringen. Und uns geht es doch materiell gut, richtigen Hunger haben wir schon viele Jahre nicht mehr empfunden. Unser Wohlstand lässt grüßen!

Wenn ihr nach dem Ansehen urteilt, begeht ihr eine Sünde.
Jakobus

Ein Netzwerk bilden

Als ich nach diesem Einkauf nach Hause kam und Kater Marlon mich begrüßte, als ob ich seit Wochen fortgewesen wäre, ging ich mit ihm in den Garten. Die Natur war und ist immer noch mein bester Ratgeber, das wird und soll sich auch nicht mehr ändern.
Natürlich war im März noch nicht die richtige Zeit, um im Garten zu werkeln, aber ein bisschen nach dem Rechten zu sehen, war schon angesagt. Und beim genauen Hinschauen bemerkte ich, wie weit manche Blume für die Jahreszeit bereits entwickelt war. Ich freute mich bereits jetzt auf den Frühling, die Zeit, in der ich mich bei meinen geliebten Blumen und Kräutern am besten austoben kann.
Kräuter baue ich schon seit Jahren für eigenen Kräutertee an. Und mein Kater kam auch auf den Geschmack. Ab und zu, wenn er mich vermisste, schaute er nach, wo ich mich im Garten aufhielt, dann kurvte er wieder davon. Es wurde Zeit, dass wir uns nach dem Winter vom heimeligen Herd etwas entfernten und den Tag in der Natur verbrachten.
Eigentlich geht das bei mir immer sehr schnell, nicht wie bei anderen, die endlos brauchen, sich an den Sommer zu gewöhnen. Dann besteht die Gefahr, dass er bereits wieder vorbei ist, wenn man sich mit ihm angefreundet hat. Ich plane bereits ab März jede freie Minute für draußen ein.
An diesem Tag hatte ich zudem ein Treffen mit einem meiner Schützlinge geplant. Seine Mama und ich hat-

ten den Rosenmontag gewählt, weil sich der Junge gerne einmal maskiert präsentieren wollte. Er war ganz stolz darauf, dass er nun bald auf das Gymnasium wechseln würde. Das war schon großartig nach der langen Therapie, die durch eine Leukämieerkrankung ausgelöst worden war. Ein toller Bursche und eine starke, großartige Mama waren die beiden.
Das ist auch für mich etwas Besonderes, wenn ich weiter am Schicksal der Betroffenen teilhaben darf. Und je mehr Zeit vergangen ist, desto sicherer scheint es mir mit der Gesundung der einzelnen Schützlinge vorwärts zu gehen.
Zudem erhielt ich an diesem Tag eine Mail von Mario, einem wunderbaren Mediziner aus Dresden, der Patienten mit Brustkrebs mit seiner plastischen Chirurgie hervorragend unterstützt, dabei eine menschliche Art besitzt, die ihn zum absoluten Liebling der Betroffenen macht. Er ist nicht abgehoben, hat dafür aber Charisma und ist an Kompetenz kaum zu überbieten. Ich mag ihn sehr gerne, auch weil er immer auf gleicher Augenhöhe mit uns diskutiert. Seine neue Homepage ist großartig, wie ich später bei deren Besuch feststellen konnte. Er bat mich um meine Meinung, wenn ich die neue Internetseite angeschaut hätte. Nichts tat ich lieber als das. Zudem, versprach ich ihm, würde ich den Damen in meiner Beratung die Seite ganz sicher empfehlen.
Inzwischen hat er auch wieder einen Besuch angekündigt, worauf ich mich jetzt schon freue.
Überhaupt bin ich sehr dankbar für die vielen Kontakte zu vielen großartigen Medizinern, die auch spontan für

Auskünfte oder Termine bei verzweifelten Patienten parat stehen.
Erst kürzlich habe ich mit Michael telefoniert, eine Größe unter den Medizinern in Tübingen. Er meinte bei Gesprächsbeginn, bei uns beiden wäre es ähnlich wie bei den Königskindern, die auch nie zusammenkommen, denn wir hatten beide schon seit Tagen versucht, den anderen an die Strippe zu bekommen. Nun hatte es endlich geklappt.
Für die Patienten stellen die vielen Kontakte unserer Selbsthilfegruppen ein optimales Netzwerk dar, stets weiß man, wo und wie man individuell weiterkommt. Ich wäre mit weniger Kontakten ganz bestimmt nicht zufrieden, denn Ehrgeiz sollte man in jedem Alter haben. Zudem – ich war schon immer ehrgeizig. Auch beim Aufbau der Kontakte zählt, um auch das an dieser Stelle noch einmal ganz deutlich zu machen, nicht der schnöde Mammon, denn meine Arbeit ist ehrenamtlich, dies bedeutet, sie findet ohne Bezahlung statt. Aber die Anerkennung als Lohn, wenn alles bei den Betroffenen geklappt hat, ist wie ein Hauptgewinn in der Lotterie. Dieses Gefühl lässt sich nicht beschreiben. So viel Liebe kommt zurück, die möchte ich nicht mehr missen.
So habe ich nach zwei Krebsdiagnosen eine späte, aber ausfüllende kleine Karriere im Ehrenamt gestartet und hoffe, dass die noch etwas andauert und ich für die vielen Betroffenen eine Stütze sein kann.
Spuren im positiven Sinne hinterlassen, das ist so wichtig!

Der Erfolg bietet sich meist denen, die kühn handeln, nicht denen, die alles wägen und nichts wagen wollen.
Herodot, griechischer Geschichtsschreiber

Gemeinsam das Glück gestalten

Es gibt leider immer noch viele Defizite in der Krankheitsbewältigung. Hier sehe ich auch meine Aufgaben liegen, geht es doch oft nur um Menschlichkeit im Umgang mit den Patienten, nicht um fachwissenschaftliche Teilfragen. Es ist auch nicht wahr, dass alles ständig an finanziellen Mitteln scheitert. Häufig ist das für mich eine Ausrede. Oft kann man mit kleinem Budget Großes bewirken!
Es kostet aber enorme Kraft, wenn man gegen eingefahrene Strukturen angeht, wie sie überall bestehen. Die Psyche der Betroffenen wird oft bei der Behandlung nicht berücksichtigt, dabei ist genau dies bei der Krankheitsbewältigung absolut wichtig. Bei einer Krebserkrankung spielt der psychische Zustand des Betroffenen eine sehr große Rolle. Körper, Geist, Seele, das sind für mich persönlich die drei Dinge, die in einer schwerwiegenden Situation und bei der Behandlung der Krankheit zusammenwirken müssen. Mein Körper, organisch angeschlagen, verlangt sehr viel mehr als die Reparatur der betroffenen Organe. Eine einseitige Genesung einzelner Teile wird mich und auch viele andere Betroffene auf Dauer nicht befriedigen. Da gehört schon ein bisschen mehr dazu. Man spricht nicht umsonst heute immer öfter von einer ganzheitlichen Behandlung. Aber dennoch bleibt die Seele bei vielen Patienten auf der Strecke. Doch die seelische Betreuung ist kein purer Luxus, ist notwendiger Begleiter der körperlichen Behandlung.

Es gibt leider immer noch viel zu wenige Krebsberatungsstellen, von psychoonkologischen Beratungsstellen ganz zu schweigen. Sie sind rar und haben oftmals viel zu lange Wartezeiten. Der Betroffene hat aktuell das Problem und nicht in einem halben Jahr. So lange werden Patienten oft vertröstet, ein Unding!
Es ist großartig, wie viele Menschen und Einrichtungen inzwischen auf den Zug, auf meinen speziellen Sonderzug unbürokratischer und ganzheitlicher Hilfe, aufgesprungen sind. Immer mehr Hemmschwellen werden abgebaut, nicht nur bei mir. Wie so häufig im Leben ist es so, dass einer den Anfang wagen muss, andere müssen noch lernen, über ihren Schatten zu springen! Die überall wuchernde Bürokratie darf uns dabei nicht im Wege sein. Ich erfahre immer wieder, dass Angehörige den Patienten die notwendigen Freiräume bei der Heilung verweigern, und, das ist das Schlimme, um des lieben Friedens willen geben sehr viele Patienten nach. Professionelle medizinische und psychologische Hilfestellung ist aber nun einmal bei der Heilung erforderlich.
Sehr große Hilfe erfahre ich immer wieder von großartigen Medizinern und vielen erfahrenen Pflegefachkräften, meistens sind sie in meinem Alter. Die identische Altersstufe mag manches Mal dazu beitragen, dass von Anfang an die Chemie zwischen uns stimmt. Die Mitstreiter haben zumeist sehr gute Ideen und brauchen uns Patienten, um Projekte authentischer in der Öffentlichkeit zu präsentieren. Ich denke zum Beispiel an Mario, hier im Buch bereits erwähnt, ein her-

vorragender Mediziner, der in meinem Gästebuch eine nette Skizze mit folgendem Spruch hinterließ: „Wir sitzen alle im selben Boot!“ Aber man sollte genügend Zeit mitbringen, Kontakte aufbauen, um daraus etwas Dauerhaftes entstehen zu lassen. Danke an Mario, der sich immer wieder in Erinnerung bringt, und sei es nur in einer kurzen Mail, trotz der vielen Termine, die er täglich einzuhalten hat.

Auch bei einem anderen Projekt war nur ein kleines Budget notwendig, um etwas Großartiges umzusetzen. Der Friedhof in einer nahe gelegenen Gemeinde beherbergte eine Kindergrabecke, die wirklich sehr trostlos aussah. Mit unserer Stiftung, dem Bürgermeister und vielen großartigen kleinen Helfern sah es nach kurzer Zeit dort deutlich menschenwürdiger aus. Zwei große Rosenbögen mit wunderschönen Kletterrosen, gesponsert von Elke, einer lieben befreundeten Floristin, zwei Schutzengel aus Stein, einer gesponsert von Siggi aus Stetten, den zweiten besorgten mein Mitstreiter Holger und ich in Tübingen, wurden angebracht.

Auch die Besorgung „unseres Schutzengels“ in Tübingen war interessant, weil wir bei der Auswahl beide zum selben Engel griffen. Übereinstimmung bei der Auswahl, wie auch bei vielen anderen Entscheidungen, kaum ein Zufall.

Auch gab es nun viele von Kinderhand bemalte Steine auf einem Marmorsockel und eine neue Begrünung als Abgrenzung, so wurde das gesamte Bild der Kindergrabecke positiv verändert. Große Hilfe erhielten wir

vom Bürgermeister der Stadt und einem sehr einfühlsamen Gemeindearbeiter, der auf alle unsere Ideen einging und sie mit eigenen Vorschlägen und fachmännischem Rat ergänzte. Ein paar Sitzflächen sorgen dafür, dass man nun auch verweilen kann.
Als das Ganze dann öffentlich übergeben wurde, konnte ich kaum fassen, was entstanden war. Wieder eine tolle Aktion, die für die Gesellschaft nachahmenswert ist.
Bei meinen häufigeren Aufenthalten dort entdeckte ich, dass die bemalten Steine mit ihren Glückskäfern und Engeln auf Wanderschaft gehen und auch auf den verschiedenen Kindergräbern eine Heimat finden. Kleine Windräder von Babette ergänzen das fröhliche und bunte Bild. Das ist großartig, denn es zeigt, dass wieder Leben an diesem Ort entstanden ist. So bemerke ich auch, dass alle Beteiligten mehr Zeit für die Grabpflege investieren, das heißt intensiver mit dem verstorbenen Kind in Verbindung bleiben.
Solch ein Ergebnis ist einfach großartig, auch eine Spur, die bleibt!
Hat nicht jedes der verstorbenen Kinder das Recht, ein menschenwürdiges Plätzchen zu erhalten? Nun, hier ist die Gestaltung eines solchen Platzes optimal mithilfe aller gelungen. Neulich sah ich, dass ein neues Kindergrab dazugekommen war. Also war es durch diese Aktion gelungen, den trauernden Mitmenschen diese neu arrangierte Stätte als ihre Stätte nahezubringen. Auch meine bunten Steine gehen immer weiter auf Wanderschaft zu den einzelnen Gräbern, ich werde

noch ein paar nacharbeiten müssen. Die Rosen blühen inzwischen und immer wenn ich zum Gießen auf den Friedhof gehe, freue ich mich, dass die Mitbürger diesen Platz würdigen. Inzwischen habe ich noch einige Steine mit ansprechenden Motiven wie Herzen oder Glückskäfer dorthin gebracht.
Auch ein Fernsehteam vom SWR hat diese Stätte aufgenommen. Sie wollen den Bericht über die Kindergrabstelle und seine Gestaltung ausstrahlen, da es für die Öffentlichkeit Nachahmenswertes darstellt.
Gerade diese Kindergrabstelle ist einer dieser Glücksmomente, von denen es nicht genug geben kann.

Die schönste Freude erlebt man immer da, wo man sie am wenigsten erwartet.
Antoine de Saint-Exupèry

Den Menschen Zeit schenken

An manchen Tagen bin ich total enttäuscht, wenn der Abend anbricht. Es sind die Tage, an denen ich mir viel mehr vorgenommen hatte, als ich letztendlich bewältigen konnte. Das ist eine Erfahrung, die ich mit anderen Betroffenen teile. Die Belastbarkeit des eigenen Körpers hat drastisch nachgelassen. Man erreicht sehr schnell sein Limit und muss sich damit zufriedengeben. Meine Tage sind gleichwohl mit Leben gefüllt, das können viele Menschen aus meinem Umfeld oft nicht begreifen. Wertvolle Begegnungen, die ich auch bewusst zulasse, erfahre ich zu jeder Zeit, und ich möchte – wie so oft schon in diesem Buch erwähnt – nicht mehr ins alte Einerlei meines Lebens zurück. Der schnöde Mammon und die eisernen Klammern der Regeln haben mir doch oft gezeigt, dass spontane Dinge kaum noch umzusetzen waren. Mit meiner neuen Lebenserfahrung könnte ich manchmal aus der Haut fahren und mein Umfeld anschreien: „Mensch Leute! Wacht auf und schaut dem wahren Leben ins Gesicht. Habt ihr euch heute schon etwas Gutes getan? Eine Streicheleinheit pro Tag ist ein absolutes Muss!"
Heute war ich wieder mit einer Patientin in der Uniklinik. Einfach deshalb, weil sie wie viele andere davor letzte Zweifel hatte, ob alles in der Therapie getan würde, was für sie notwendig sei. Diese Angst ist immer wieder ein Begleiter vieler Betroffener. Freund Christian, ein hervorragender Mensch und Arzt, versteht diese Haltung und nimmt sich Zeit für uns. Man

konnte das Fallen der Steine hören, als die Frau mit mir nach Hause fuhr.

Inzwischen ist auch Daniel aus Tübingen eine große Hilfe, wenn es um unklare Befunde geht und die Patienten bei mir anrufen. Er besitzt genügend Sensibilität, um den Patienten etwas Sicherheit und Hoffnung zu vermitteln. Vielen Dank an dieser Stelle auch ihm! Sie als Leser werden es kaum glauben, wie wichtig es ist, kompetente Partner an der Seite zu haben.

Wir brauchen nicht in weite Ferne zu schauen, um Armut und Elend zu sehen. Das gibt es auch vor unserer Haustür. Aber wie so häufig neigen die meisten Menschen dazu, wie auf dem berühmten Bild der drei Affen zu handeln: Nichts hören, nichts sehen und nichts sagen!

Als Erwachsene beklagen wir uns immer mehr über die heutige Jugend. Aber gesundes Sozialverhalten anerziehen, es fördern und umsetzen müssen wir Erwachsenen, wir müssen es vorleben. Wenn wir nachfolgenden Generationen nicht grundlegende Verhaltensweisen mit auf den Weg geben, verkümmern diese mit der Zeit ganz und gar. Auch unsere Religion hat nicht nur mit Kirchenbesuchen zu tun, religiöse Werte kann und muss man leben. Aber für viele meiner Mitbürger ist es deutlich einfacher, gelegentlich eine Kirche aufzusuchen, gilt man doch dann bereits als hervorragender Christ. Für mich heißt Christ sein, Nächstenliebe zu praktizieren, erst dann habe ich das Gefühl, etwas Wertvolles auf den Weg gebracht zu haben und ein

einigermaßen verantwortungsvoller Christ zu sein. Wir haben eine Verantwortung dem Nächsten gegenüber. Nächstenliebe bedeutet ja nicht, dass wir ein Vermögen für andere opfern müssen. Zeit schenken ist viel häufiger mehr wert als jeder Euro. Aber Zeit zu verschenken funktioniert nur mit der erforderlichen Sensibilität und dem nötigen Engagement und dafür ist ein großes Zeitfenster erforderlich.
Ich habe in den letzten Wochen und Monaten auch viele tolle Erlebnisse mit Jugendlichen erfahren. Seit ich mit Hans, einem meiner Mitstreiter im Gesundheitswesen, kleine Vorträge über soziale Themen in Realschulen halte, kommen immer häufiger Schüler auf mich zu und möchten projektbezogen an meinen Veranstaltungen mit erfahrenen Ärzten und Psychologen teilhaben. Natürlich erlaube ich das unter Wahrung des Datenschutzes. Wie besser können junge Menschen an soziale Themen herangeführt werden? Besonders glücklich bin ich, wenn ein solches Ansinnen der Schüler von den Lehrern unterstützt wird. Unter dem Thema Umwelt und Soziales kann man sehr viel Aktuelles und Spannendes vermitteln. Ich staune immer wieder, wie viele tolle Ideen von Jugendlichen kommen. Danke an Hans, der diese Sache mit mir teilt!

Halte dich ans Schöne! Vom Schönen lebt das Gute im Menschen.
Ernst Freiherr v. Feuchtersleben

Immer wieder wage ich einen Rückblick

Unser Haus in Oberbayern hatte einen wunderschönen Garten. Zwei Rondelle habe ich noch in Erinnerung mit kleinen rosaroten, stark duftenden Nelken. Ich habe mir stets eine Blüte abgezwickt und in ein Schulbuch gelegt. So konnte ich mir kleine Glücksmomente abrufen. Später klebte ich die getrockneten Blüten und Gräser auf kleine bemalte Kartons und verschenkte diese. Gerade diese kleinen Duftnelken eigneten sich hervorragend dazu. Ich habe dieselbe Sorte heute im eigenen Garten, weil ich den Duft der kleinen Blüten so liebe. Generell pflanze ich gerne Blumen, die stark duften, in meinen Garten, Phlox, Rosen, Jasmin, Lavendel und Pfingstrosen gehören dazu.
Auch ein kleiner Aprikosenbaum war im bayerischen Zuhause meiner Kindheit unser ganzer Stolz. Wir Kinder ernteten oft halbreife Früchte, was zu einem großen Donnerwetter führte, wenn wir erwischt wurden. Auch andere Beerensträucher wurden ohne Reue geplündert. Zur Marmeladeneinmachzeit war dann vieles nicht mehr vorhanden. Es war schon ein kleines Paradies für uns, wenn wir uns in diesem Garten aufhielten. Deswegen war es für uns alle ein großer Schock, als mein Vater das Haus verkaufte und alles an einen anderen Menschen überschrieben wurde. Dass diese Aktion nicht ganz astrein war, verstanden auch wir Kinder schon damals. Aber bis ins letzte Detail weiß ich selbst heute nicht Bescheid über diese Überschreibung. Es wurde – wie viele Dinge vorher und nachher –

alles totgeschwiegen. Darin waren alle inzwischen Profis.
Ich weiß nur, danach war unsere Kindheit nicht mehr so unbefangen. Von diesem Zeitpunkt an war auch das Verhältnis meiner Eltern untereinander nur noch eine Zweckgemeinschaft, auch das spürten wir an allen Ecken und Enden. Aber was kann man als Kind schon ausrichten, außer sich noch mehr unauffällig zu verhalten und damit möglichst wenig Anlass zum Streit zu bieten? Ich kann mich an ein Ereignis erinnern, als ich meinen Bruder dabei erwischte, wie er eine Steinschleuder bastelte und nach Vögeln schoss. Wütend ging ich dazwischen und ließ keine Ruhe, bis dieses Teil verschwunden war. Es war seine Art, mit der gestauten Wut über die familiäre Situation fertig zu werden – so sehe ich das heute. Gleichwohl kann und konnte ich es nicht akzeptieren. Seine Enttäuschung und Frustration entschuldigten nicht das Quälen unschuldiger Kreaturen.

Niemand kann seinen Weg gehen, ohne Fehltritte zu begehen. Niemand kann weiterkommen, wenn ihm die Schuld nachgetragen wird. Darum sollst du bei anderen ein Auge zudrücken und bei dir selbst zwei.
Aus: Nimm dir Zeit zu leben von Petrus Ceelen

Zwischen Identität und Anpassung

Später lebte meine Familie einige Zeit im Hessischen, in der Nähe von Frankfurt, aber nicht sehr lange. Auf jeden Fall nicht lange genug, um Freundschaften aufzubauen und sich in der Schule zu integrieren. Und zu Hause: Da herrschte das große Schweigen!

Als wir nicht lange danach ins Schwabenland zogen, hatte ich den Eindruck, im Ausland gelandet zu sein. Ich verstand in der Schule fast kein Wort, und ich wurde wegen meines bayerischen Dialekts ausgelacht. Wie sollte ich denn da Freunde finden? Ich weiß noch, dass ich nach dem ersten Schultag zu meiner Mutter sagte: „Morgen gehe ich nicht mehr zur Schule." Natürlich Wunschdenken, denn der Alltag holte mich auch in dieser Frage gleich am andern Tag wieder ein. Irgendwann nahm ich den Dialekt der anderen an und wurde so nach und nach von meinen Mitschülern akzeptiert. Meine Mutter weigerte sich hingegen bis zu ihrem Tod, ihren bayerischen Dialekt abzulegen. Sie sah ein solches Ansinnen fast als Verrat an, ich hingegen wollte einfach nur in Frieden leben und auch Freunde finden, dazugehören. Später heiratete ich sogar einen Schwaben. Und meine Jungs sind waschechte Schwaben. Heimat war für mich allerdings nicht das Thema an vorderster Stelle.

Man sagt oft von einem Menschen, er habe eine bestimmte Mentalität, weil er aus einer anderen Region stammt. Ich finde, man sollte sich überall – so gut es geht – anpassen, dabei allerdings seine eigene Identität nicht verlieren, und auch die anderen so respektieren, wie sie nun mal sind. Jeder Mensch hat seine Eigenheiten, und das mit der Mentalität empfinde ich sehr oft als Ausrede eines Veränderungsunwillens, müssen wir uns doch alle ständig ein Stück weit verändern und anpassen. Die Welt dreht sich und die Herausforderungen im täglichen Leben zeigen viele Facetten. Selbst im eigenen Umfeld spricht man manchmal eine Sprache, die der andere nicht versteht. Bei Glaubensfragen oder politischen Fragen scheiden sich oft die Geister, weil es nun einmal unterschiedliche religiöse und politische Auffassungen gibt. Nur meine eigene Meinung als die absolut richtige anzusehen, finde ich nicht in Ordnung. Toleranz in allen Bereichen verhindert Streitigkeiten und zeugt von Größe. Integration ist in aller Munde. Leben und leben lassen ist meine Devise, damit fährt man gut.

Was ich jedoch nicht verstehen und nicht akzeptieren kann sind Fanatismus und Selbstzerstörung. Da hört auch meine Toleranzgrenze auf, weil von den Auswirkungen von Fanatismus sehr oft Menschen betroffen sind, die nur in Frieden leben wollen und auch ihren Glauben ohne Einschränkungen gestalten wollen.

Ich habe mich schon oft gefragt, ob diese Fanatiker Menschen sind, die sonst keine Sorgen haben? Sie haben im Regelfall auch keinen Respekt vor dem Leben. Jeder Kranke, den ich kenne, ist dankbar für jeden Tag ohne Schmerzen und ohne die ständige Angst im Nacken. Man wird bescheiden, wenn man durch ein Tal der Schmerzen und Ängste gegangen ist. Vielleicht entwickelt man mit dem Durchstehen einer schweren Krankheit wirklich eine andere Sensibilität und kann sich nicht mehr mit allem arrangieren. Eine solch sensiblere Haltung, die Fanatismus nicht zulässt, kann auch durch einen schweren Unfall ausgelöst werden, denn jede Art von Schock hinterlässt gravierende Narben und Dauerbaustellen in unserer Psyche.

Die Hoffnung aufgeben bedeutet, nach der Gegenwart auch die Zukunft preisgeben.
Pearl S. Buck

Das große Wunder Mensch

Was ich sehr oft mit Sorge beobachte, sind krebskranke Kinder, die nach einer Therapie großen Nachholbedarf im emotionalen Bereich haben. Ihre Augen sprechen ihre eigene Sprache, meistens sind sie dann deutlich ernster. Wenn der Mund lacht, bleiben die Augen ernst, und eine gewisse Melancholie umgibt gelegentlich diese kleinen Patienten. Auch wenn es manchen von ihnen selbst schon besser geht, haben sie in den Krebsstationen der Krankenhäuser andere, oft trostlosere Fälle gesehen und machen sich ihre eigenen Gedanken über das Schicksal ihrer Mitpatienten.
Dies ist eine spezielle Problemstellung, wenn kleine Kinder Schmerzen erleiden müssen und die Hintergründe und Ursachen nicht verstehen können. Die betroffenen Kinder werden ein Stück weit ihrer Kindheit beraubt, das kann wohl niemand abstreiten. Ich kann mir vorstellen, dass diese Fragestellungen und frühkindlichen Erfahrungen im Langzeitgedächtnis gespeichert werden, niemals ganz in Vergessenheit geraten. Man muss als Elternteil und behandelnder Arzt sicherlich aufpassen, dass keine Traumata zurückbleiben.
Ich kann mich an einen Fall erinnern, den ich beobachtete, als ich das erste Mal in der Strahlenklinik in eigener Sache vorstellig wurde. Dort fuhr ein kleines Kind mit dem Bobbycar immer wieder in die Beine seiner ihn begleitenden Mutter. Dieses Kind hatte keine Haare mehr und trug einen Mundschutz, war also aller Wahrscheinlichkeit nach mittendrin in der Krebsthera-

pie. Alle Umstehenden mokierten sich über die Verhaltensweise des kleinen Jungen. Oh Gott, wie gut ich ihn verstehen konnte! Wie sollte er sich sonst seiner stillen Wut entledigen, die durch diese Krankheit bei ihm aufgestaut war? Am liebsten hätte ich ihn in den Arm genommen und gesagt: „Schreie es doch heraus, was dich so fertigmacht!“ Wie oft verurteilen wir Menschen, ohne den Hintergrund zu sehen? Von Grund auf böse sind nur sehr wenige Menschen. Aber keiner möchte sich ernsthaft für die Ursachen interessieren, wenn jemand sich scheinbar ‚böse‘ verhält. Warum nicht? Ganz einfach, die verantwortliche Behandlung der Ursachen macht Arbeit und schafft Verantwortung.
Ich hätte es auch nicht geglaubt, dass ich mich in meinem heutigen Alter so intensiv an die Dinge und Geschehnisse meiner Kindheit erinnern würde. Das große Wunder Mensch lässt sich nicht in Worte fassen! Man kann vieles an Kindheitsgeschehen zum Teil bildlich abrufen, was für sich betrachtet schon unglaublich ist. Unser eigener Computer im Hirn funktioniert besser, als es jede Technik je wird umsetzen können. Jede verletzende Ohrfeige ist Jahre später noch spürbar, vor allem, wenn man sich keiner Schuld dafür bewusst war. Ohrfeigen sind ohnehin unakzeptabel, damals wie heute. Was ist es für ein Armutszeugnis, wenn man Erziehung auf Schlägen aufbaut.

Es tut gut, mal alles rauszulassen. Ich will endlich wieder glücklich und gesund sein! Glück ist, wenn alles gut ist, wenn es mir richtig gut geht, wenn alle für mich da sind. Wenn ich einmal nicht daran denken muss – ans Krankenhaus und an Krankheiten. Du bist dann jemand anderes. Außerdem möchte ich mal reich sein. Ich würde Mama und Papa ein bisschen Geld abgeben und mir ein Pferd und einen Hund kaufen. Wenn alles vorbei ist, will ich reiten lernen. Und ich freue mich darauf, wenn sich das mit meiner Schwester normalisiert. Wenn es mir wieder richtig gut geht, fahren wir alle zusammen nach Hamburg, gehen in den Zoo, auf den Fischmarkt, ins Musical ‚König der Löwen' und machen eine Hafenrundfahrt. Da fängt für mich und uns wieder das richtige Leben an.

von Alissa in: Ich hab jetzt die gleiche Frisur wie Opa.

Dieses Buch wurde von krebskranken Kindern und Jugendlichen geschrieben, die in Tübingen therapiert wurden. Zwei dieser Kinder habe ich durch meine Stiftung unterstützt.

Braucht es da noch Worte? Ach Alissa, wie gut ich dich verstehen kann!

Durch ein Leben geprägt sein

Zurück zu meiner eigenen Geschichte. Das Negative bleibt stärker präsent im Erinnerungsvermögen als das Positive, leider! Wie hätte man sich als Kind wehren sollen? Ich kann mich auch daran erinnern, dass wir durch die Scheidung meiner Eltern kurz nach dem Umzug ins Schwabenland relativ zügig erwachsen wurden. Es blieb uns gar nichts anderes übrig. Kindliche Schwächen und die damit mehr oder weniger normale kindliche Naivität waren nun sowieso nicht mehr akzeptabel. Wir hatten einfach zu funktionieren. Mit allen Pflichten, die auf unseren Schultern verteilt wurden, lernten wir sehr zügig, das alltägliche Leben zu meistern. Gute Zeugnisse wurden ohne Kommentar unterschrieben, ein Lob war auch durch gute Noten nicht zu verdienen. Es wurde vorausgesetzt, dass man funktionierte. Selbst Gespräche mit den Lehrern bei höheren Schulempfehlungen wurden abgeschmettert mit der Bemerkung: „Das ist nicht möglich und braucht es nicht!"
Wenn ich daran denke, wie oft ich meinen Kopf unter die Bettdecke steckte, um die endlosen Diskussionen und Streitigkeiten meiner Eltern nicht zu hören, weiß ich, dass die endgültige Trennung auf jeden Fall eine Verbesserung war. Das hieß aber nicht, dass wir nun eine ausgeglichene Mutter erleben durften, die sich auch die Sorgen der Kinder anhörte. Meine Mutter hatte inzwischen durch ihre Berufstätigkeit einfach keine Zeit mehr. Und wenn dann mal Zeit übrig war,

stand die Staffelei in der Stube und sie malte große Ölbilder, die sie verkaufte. Meistens waren es Landschaftsbilder mit schweren, wuchtigen Rahmen. Ich habe noch vor Augen, wie meine Mutter mit einem anderen Maler eine große Ausstellung bestritt und ich mich über jedes verkaufte Bild freute, hob dies angesichts einer besseren Versorgung doch für eine Weile die gute Laune in der Familie.

Von diesem großartigen malerischen Talent meiner Mutter habe ich leider nichts geerbt, meine diesbezüglichen Fähigkeiten halten sich arg in Grenzen. Diese liegen in anderen Bereichen.

Not macht erfinderisch. Je älter ich wurde, desto häufiger setzte ich mit allen Tricks immer wieder Freiräume durch, um mit Gleichaltrigen zusammen zu sein. Das Leben rief mich mit allen Facetten. Da ich zudem ein hübsches junges Mädchen war, dem auch die Jungs gerne nachschauten, wollte ich meine Freizeit außerhalb der Familie mit Freunden und Freundinnen verbringen.

So ging ich eines Abends mit gleichaltrigen Mädchen zu einem Jugendtreff, wo wir tolle Musik hörten und einfach die Zeit vergaßen. Da meine Mutter zur Nachtschicht gegangen war, bekam sie nicht mit, wann ich nach Hause kam und vor allem in welchem Zustand. Einer Vergewaltigung in dieser Nacht knapp entkommen, mit zerrissenen Kleidern, körperlich und nervlich fix und fertig kam ich daheim an. Sämtliche Kleidungsstücke, die man nicht mehr reparieren konnte, flogen in den Müll. Dieser Kerl, der auf dem Heimweg meinte,

mit mir Sex haben zu dürfen, hatte sicher das ganze Gesicht zerkratzt. Das größere Problem war, dass ich keine Erklärung abgeben konnte, wo meine Sachen abgeblieben waren. Das war nicht so einfach, zumal meine Mutter bemerkte, wie ich mich verändert hatte. Selbst damals hat sie nicht einmal gesagt, dass sie für mich da wäre, wenn etwas vorfallen, eine Beziehung schieflaufen würde oder Ähnliches. Und Aufklärung – Pustekuchen! So ein Thema gab es bei uns daheim nicht. Sobald ich abends allein unterwegs war, sorgte ich selbst für eine Begleitung, die mich beschützte.
Die Zeit verging und mein neuer Freiheitsdrang gefiel meiner Mutter nicht im Geringsten. Als ich dann mein erstes Geld verdiente, durfte ich nur sehr wenig für mich behalten. Den Großteil musste ich zu Hause abgeben. So war ich auch finanziell gesehen immer bei den Außenseitern unter uns Gleichaltrigen. War es da ein Wunder, dass ich es kaum erwarten konnte, endlich erwachsen zu sein, um mein eigenes Leben führen zu können? Irgendwie kam ich mir immer wie Aschenputtel vor.
Später, als meine Mutter wieder öfter Nachtdienste hatte, organisierte meine ältere Schwester manchmal abends Partys, bei denen auch getanzt wurde. Da durfte ich dann aufbleiben, da ich sonst vielleicht manche Situation verpetzt hätte. Ich empfand es als herrlich, nach fetziger Musik zu tanzen. Zu später Stunde wurde dann schnell aufgeräumt, damit man noch eine Mütze Schlaf abbekam, bevor der neue Tag anbrach.
Erst sehr viel später kam ein Stück Selbstwertgefühl bei mir auf, als ich eine eigene Familie hatte und für

meinen Mann und die Kinder ein wichtiger Ansprechpartner wurde. Da ich mich vor keiner Herausforderung scheute, lernte ich es, alle Hürden des Lebens selbstständig zu meistern. Erst im fortgeschrittenen Alter holte ich mein Examen nach, auch um mir zu beweisen, dass ich dazu noch fähig war. Ich kann mich an mein Glücksgefühl erinnern, als ich das ersehnte Stück Papier in Händen hielt und zu Hause ein wunderschöner Blumenstrauß auf mich wartete mit den Zeilen drin: Du bist die Größte!

Diesen Strauß hatte mein Mann besorgt, der die ganze Zeit meine Lernerei unterstützt und vieles von mir ferngehalten hatte, weil er verstehen konnte, was mir dieses Examen bedeutete. Freizeit hatte ich damals so gut wie keine, musste ich mich doch ständig mit Klausuren und den notwendigen Fremdeinsätzen auseinandersetzen. Meine Praxisstunden im Krankenhaus und in der Psychiatrie absolvierte ich in meiner Freizeit, und mein Pflegeberuf, meine Kinder und der Haushalt liefen nebenher. Hobbys waren in dieser Zeit ein absoluter Luxus. Mein Alltag beschäftigte sich nur mit Klausuren und möglichst akzeptablen Noten.

Jahre danach, bei meiner ersten Diagnose Krebs, holte mich die Vergangenheit von Kindheit und Jugend wieder mit aller Macht ein. Wofür wurde ich denn jetzt bestraft? Weshalb sollte ich dieses katastrophale, beinahe unmenschliche Leben mit Krebs akzeptieren? Meine Weiblichkeit war von einer Minute zur anderen durch die Entfernung meiner Brust erheblich zerstört worden und mit meiner Unbefangenheit war es erst

einmal vorbei. Meine Brust, ein Fall für die Pathologie, wie absurd! Sämtliche Kleidung mit erheblichem Ausschnitt vernichtete ich umgehend. Was sollte ich noch damit? Von heute auf morgen wollte ich auch nicht mehr zum Schwimmen gehen.
Es dauerte sehr lange, bis ein Umdenken in meinem Kopf stattfand. Aber viele andere Betroffene bestätigten mir, dass auch sie anfangs genau dieses Verhalten gezeigt hatten.
Was mich auch immer wieder aufs Neue seit meiner Erkrankung erstaunt, ist, dass ich viele Menschen auf engstem Raum nicht mehr ertragen kann. Negative Stimmungen von Menschen übertragen sich mir in unangenehmer Art und Weise, manchmal so dramatisch, dass ich Räumlichkeiten verlassen muss. Mir bleibt beinahe die Luft zum Atmen weg.
In solchen Situationen kommt man sich wie ein Außenseiter vor. Erst als andere Betroffene mir erzählt haben, dass auch sie in solchen Situationen nicht mehr alle Menschen ertragen können, hat sich mein Außenseitergefühl ein wenig gelegt. Vielleicht ist es sogar manchmal ein Vorteil, nicht mehr alles und alle ertragen zu müssen. Der Tagesablauf ist nicht mehr von so vielen Banalitäten geprägt. Ich versuche, meinen Tagen wertvolle Inhalte zu geben, und meistens gelingt es mir auch.

Auch das glücklichste Leben ist nicht ohne ein gewisses Maß an Dunkelheit denkbar, und das Wort Glück würde seine Bedeutung verlieren, hätte es nicht seinen Widerpart in der Traurigkeit.
Carl Gustav Jung, Schweizer Psychologe

Das Glück, die Natur zu empfinden

Heute scheint die Sonne unglaublich und verlockend schön und ich habe mir vorgenommen, ein bisschen die Natur zu genießen. So viel Erholung und Entspannung muss sein. Der Frühling kündet sich durch sehr viele sprießende Blumen im Garten an. Ich freue mich wie ein Kind auf die kommende Jahreszeit und werde jede freie Minute nach draußen gehen und in der Natur Balsam für meine Seele tanken. Da der vergangene Winter sehr mild war, ist auch nichts erfroren und meine Pflanzen recken sich täglich neugierig in die Sonne. Jeden Tag entdecke ich wieder Neues in meiner Gartenwelt, in meinem kleinen Paradies. Kräuter, die ich mir für die leckeren selbst gemachten Tees ziehe, für die ich inzwischen viele Abnehmer habe, die meine Teemischungen schätzen gelernt haben. Ich kann es auch kaum erwarten, bis die weißen Pfingstrosen ihre Blüten öffnen. Sie sind immer kleine Kunstwerke und duften herrlich. Die Sprache der Blumen verstehe ich am besten, zwischen ihnen und mir gibt es keine Missverständnisse.

Wunderschöne Steine, zum Teil mit kleinen Mustern, die mein Enkel Moritz in seinen Kindertagen gestaltet hat, begrüßen mich im Garten mit ihrer eigenen Geschichte – und ich schwelge in Erinnerungen. Bei Spaziergängen hat Moritz früher in sämtlichen Hosentaschen Steine gesammelt und ich musste ihm versprechen, dass alle einen Platz im Garten erhalten würden. Das Versprechen habe ich immer gehalten. Wir haben,

als er sehr klein war, einmal einen Nachmittag lang wunderschöne Steinfiguren hergestellt. Vom Frosch bis zum Marienkäfer war alles vertreten. Ich weiß noch, als mein Enkel sagte: „Oma, aus Steinen kann man tolle Dinge herstellen."
Ja, aus Steinen kann man Schönes bauen. Steine sind nicht nur Stolpersteine, die wir im Leben immer wieder beiseiteräumen müssen. Steine gehören zum Leben. Steine erzählen ihre eigenen Geschichten.
Moritz hatte zudem als Kind bereits einen geschulten Blick für schöne Wurzeln oder eine Baumscheibe mit tollen Maserungen, die wir bei unseren Waldspaziergängen entdeckten. Manche Dinge mussten wir nach Hause mitnehmen, weil sie einfach zu wertvoll waren. Später nahm Moritz seinen Fotoapparat mit, um schöne Nahaufnahmen von Tieren und Pflanzen zu machen. Hoffentlich verliert sich dieses Talent nicht mit den Jahren, weil andere Dinge den Vortritt erhalten. Naturverbundenheit fesselt mich bei Kindern besonders, diese Unbefangenheit, auch diese unverbrauchte Art, mit der sie alles bestaunen. Das sollte niemals verloren gehen.

Es ist ein ungeheures Glück, wenn man fähig ist, sich zu freuen.
George Bernard Shaw

Über die Organisation von Benefiz-Veranstaltungen

In absehbarer Zeit werde ich wieder ein Benefizkonzert organisieren und bin daher bereits beim Vorbereiten des Programmablaufs. Es ist unglaublich viel zu erledigen, bis alles so ist, wie ich mir einen solchen Abend vorstelle. Ich weiß nicht, wie viele Benefizabende ich die letzten Jahre veranstaltet habe, aber es waren einige. Die Veranstaltungen habe ich stets in verschiedenen Städten angeboten, um so immer wieder neue Interessierte anzusprechen. Die Künstlerauswahl ist unterschiedlich, sie reicht von a cappella bis zum Zauberer und zum Comedian, alles ist vertreten. Wichtig ist nur, dass die krebskranken Kinder und Jugendlichen in irgendeiner Weise davon profitieren. Es kostet viel Kraft und Mühe, bis das komplette Programm steht, und dann noch einmal sehr viele Mühe, das Ganze umzusetzen. Dieses Mal hat wieder unser Ministerpräsident die Schirmherrschaft übernommen. Bis auf ein paar Kleinigkeiten ist alles schon geplant. Unsere Stiftung ist sehr wichtig und darf nicht nur auf dem Papier existieren. Ich bin gespannt, ob wir ein gutes Spendenergebnis erzielen. Wenn ja, dann kann das jetzt zu betreuende Kind noch einmal kräftig finanziell unterstützt werden. Da der kleine Junge Stomaträger ist, wollen seine Eltern im Garten einen Swimmingpool bauen. Dann ist dieses Kind nicht ständig fremden Blicken ausgesetzt. Etwas Normalität kann zu Hause für den Jungen stattfinden, und auch Geschwister profitieren von einem solchen Schritt.

Nach einiger Zeit kann ich die Benefiz-Veranstaltung Revue passieren lassen. Es war ein sehr emotionaler Abend. Dafür sorgte bereits die betroffene Familie, als die Eltern mit ihren vier Kindern eintrafen. Der kleine herzkranke Junge saß im Rollstuhl, weil er nicht so weit allein gehen kann. Die Eltern strahlten um die Wette, als es mehrfach neue Überraschungen für sie gab. Zum einen der Erlös des Bücherbasars, den mein Mitstreiter Holger immer wieder für gute Zwecke veranstaltet. Dann trat eine große Chorgruppe auf, präsentierte zu Herzen gehende Lieder und überreichte anschließend wieder eine ordentliche Summe an die Familie. Ich hatte ein paar Geschäftsleute aus der Umgebung um verschiedene Preise gebeten, die wir an den Höchstbietenden versteigerten. Dies sorgte nicht nur für eine Menge Geld, sondern auch bei allen Anwesenden für enormen Spaß, da es sich mancher in den Kopf gesetzt hatte, den einen oder anderen Gegenstand auf jeden Fall zu ersteigern. Ein wunderschönes Bild, von Viola gemalt, war der absolute Renner des Abends.

Insgesamt beurteilt: Es war ein riesengroßer Saal und wir hätten noch mehr Leute begrüßen können. Aber das finanzielle Endergebnis war sehr gut. Alle Helfer und Musikanten, die gratis auftraten, waren sehr zufrieden, die Familie ohnehin überwältigt. Der kleine krebskranke Junge hat bei einem Buchprojekt von vielen betroffenen Kindern in Tübingen mitgewirkt und schenkte mir eines davon. Das ist es, was ich immer als großen Lohn für meine vielen Stunden

im Ehrenamt ansehe. Es lässt sich nicht mit Geld aufwiegen.
In diesem von Kindern gestalteten Buch entdeckte ich dann später noch eine unserer Schützlinge, die auch in Tübingen in Behandlung war und in diesem Buch eine bewegende Geschichte von ihrer Erkrankung preisgibt. Die Augen der Kinder und die vielen kleinen, oftmals rührenden Geschichten bewegen mich sehr. Die Aussagen mancher Kinder und Jugendlichen treffen mich bis ins Mark. Man erwartet die von ihnen beschriebene Haltung nicht von Menschen in ihrem Alter. Oftmals klingt eine überraschende Weisheit aus ihren Sätzen, aber auch eine entsetzliche Hoffnungslosigkeit. Man kann in diesem Buch nicht jeden Tag lesen, es muss praktisch in kleinen Dosierungen verabreicht werden.
Ich habe es mir mit meinen Aufgaben in der Angelo-Stiftung nicht einfach gemacht, aber ich habe noch keinen einzigen Tag bereut. Manchmal bekomme ich wunderschöne selbst gemalte Bilder oder kleine Kunstwerke, die alle einen Ehrenplatz erhalten. Das andere Mal rufen mich Kinder aus Schulen im Umkreis an und fragen, ob sie bei meinen Veranstaltungen dabei sein dürfen, weil sie die Beschreibung der Arbeit für Projekte benötigen. Ich erkläre ihnen, dass Datenschutz herrscht, aber ansonsten nichts gegen ihre Mitarbeit spricht. Wie bitte soll man denn sonst die Sensibilität der Jugendlichen und den Blick für soziales Engagement schulen? Neulich hatte ich wieder drei Jugendliche aus einer Realschule zu Gast. Wenn es meine Zeit erlaubt, halte ich auch schon mal Referate in den Schu-

len zum Thema Selbsthilfe oder zu bestimmten Krankheitsbildern. Das wird inzwischen auch von den Lehrkräften gerne gesehen, da man die Kinder und Jugendlichen über diesen Weg authentischer erreichen kann.

Erkenne die Leistungen anderer Menschen an. Menschen brauchen Anerkennung. Sie freuen sich und blühen auf, wenn sie gelobt werden. Loben ist freilich eine Kunst. Sie verlangt Ehrlichkeit, Natürlichkeit und die Fähigkeit wahrzunehmen, was der andere ist und was er dir und der Gemeinschaft bedeutet. Das Loben wird dir die Welt in einem anderen Licht zeigen. Und es wird deine Seele leben lassen. Denn Loben entspricht dem Wesen deiner Seele.
Anselm Grün

Unerklärliches Zusammentreffen

Erst kürzlich erhielt ich den Anruf einer Chorleiterin, die mich einlud, bei einem großen Konzert von fünf Chören in einer Kirche anwesend zu sein, dabei auch meine Stiftung vorzustellen, für die der Erlös des Abends gedacht sei. Ich hatte schon Lust dazu, bin aber am Konzertabend erschrocken, als ich sah, dass die große Kirche bis auf den letzten Platz gefüllt war. Spontan dachte ich an meinen Neffen Michael, der leider sehr jung verstarb. Es war, als machte Michael mir Mut und plötzlich war die ganze Aufregung wie weggeblasen. Ach Michael, wir haben dich alle ganz sicher nicht vergessen, man spürt dich immer wieder in Gedanken. Es war ein sehr bewegender Sonntagabend, den ich tief in meinem Herzen bewahren möchte. Als mich nach dem Konzert noch ein junger Mann um Unterstützung bat, war ich froh, die Zeit genutzt zu haben, um gerade bei diesen Menschen auf diesem Konzert zu sein. Man wird oft an einen Platz geführt und kann nicht erklären, warum man gerade zu dieser Zeit an diesem Ort sein muss und einem solche Dinge passieren. Es gibt, so denke ich, immer wieder Dinge zwischen Himmel und Erde, für die es keine Worte gibt. Aber man muss auch nicht alles bis ins Detail verstehen. Ich habe inzwischen sehr großen Respekt davor, dass man nicht für alle Dinge Worte braucht.

Wege entstehen dadurch, dass man sie geht.
Franz Kafka

Spuren legen

Gestern war ich mich im Garten austoben, der trotz März bereits in Hülle und Fülle blüht. Dann war noch die Grabpflege angesagt. Inzwischen habe ich zum Glück nur noch zwei Gräber in Pflege, das ist gut machbar, vor ein paar Jahren pflegte ich noch vier Gräber. Ich kann wirklich nicht verstehen, wie es kommt, dass manchen Menschen langweilig ist. Meine Tage sind so erfüllt, dass ich mir oft einen persönlichen Freiraum regelrecht erkämpfen muss. Das Leben ist generell, wenn man älter ist, schnelllebiger. Vielleicht empfinde ich es aber auch nur so. Ich habe noch viele Pläne, und immer wieder treibt mich die Angst um, dass ich nicht mehr alles umsetzen kann, was ich noch vorhabe.
Ich erzählte anfangs von Spuren, die man in seinem Leben legen sollte. Aber sehr viele Menschen haben vor lauter materiellen Zielsetzungen keine Zeit, um wirkliche Werte zu schaffen, geschweige denn, Spuren zu legen. Ist es denn wirklich nur Menschen wie mir mit zweifacher Krebsdiagnose bewusst, wie schnell alles im Leben zu Ende sein kann?
Wann ist der richtige Zeitpunkt, um seinen Mitmenschen Werte auf den Weg mitzugeben? Doch nicht erst dann, wenn man seine Absichten nicht mehr artikulieren kann und andere Dinge im Vordergrund stehen. Ich habe erst kürzlich wieder mit meinem inzwischen fünfzehn Jahre alten Enkel darüber diskutiert und ich glaube, er versteht meine Beweggründe sehr gut. Er freut sich auch, dass ich so viel Öffentlichkeitsarbeit mache.

Ich habe nicht den Eindruck, dass er sich dafür schämen muss. Im Gegenteil, wenn wir zusammen sind, interessiert er sich sehr für meine neuen Projekte, versucht, Anteil zu nehmen.
Ich wache morgens auf und habe bereits meinen Zeitplan für das Wesentliche fertig in der Hand. Wenn ich relativ wenige Schmerzen habe, dann gibt es kein Halten und keine Ausreden mehr. Aber an den traurigen Umstand, dass die Knochenschmerzen, ausgelöst durch Therapien, zu meinem Begleiter geworden sind, muss ich mich immer noch gewöhnen. Lebensqualität ist etwas anders!
Doch ich will mich nicht zur Jammersuse entwickeln, es könnte ja alles noch schlimmer sein. Wir sprachen von Steinen auf dem Weg, das sind die mittelschweren. Die großen Steine sind präsent, wenn im Hinterkopf das kleine Stimmchen sagt: „Vielleicht ist die Zeit gar nicht mehr da, um alle Pläne umzusetzen." Dem Himmel sei Dank, dass solche Einflüsterungen immer nur Bruchteile von Momenten sind und keine Macht über mich haben, dazu bin ich doch zu sehr Überlebenskünstler.
Was ich sehr oft erlebe, sind intensive Träume, zumeist träume ich beruhigende und schöne Erlebnisse. Aber immer hat es mit vielen Menschen zu tun und Fröhlichkeit umgibt uns alle. Mit meinen Albträumen während der Akutphase meiner Erkrankung hat dies nichts gemein.

Es gibt so viele Dinge, von denen ich wünschen muss, sie als Kind gesehen, gehört, erlebt zu haben. Gewiss wäre ich dann etwas ganz anderes geworden.
Friedrich Hebbel

Unschöne Kindheitserinnerungen

Ich glaube, meine Fantasie und meine Neugier auf das Leben haben mit dem Alter und durch die Erkrankung nicht gelitten. Manchmal komme ich mir vor wie ein Kind, das gar nicht genug vom Leben bekommen kann. Diese stille Neugier soll mich bitte niemals verlassen, ich brauche sie zum Überleben. Und in gewisser Weise ist Kind bleiben oftmals kein Nachteil.

Heute bin ich im Kopf wieder auf einer meiner Zeitreisen. Ich bin in meiner Kindheit im bayerischen Land, bin etwa vier Jahre alt. Ganz in der Nähe des elterlichen Hauses sind amerikanische Soldaten stationiert.

Die ersten Orangen, die ich je gegessen habe, bekam ich damals auch von einem Amerikaner. Das erste Popcorn und natürlich die geliebten Kaugummis waren sehr begehrt. Eine Sorte dieser Kaugummis war dabei, mit denen wir Kinder um die Wette große Blasen fabriziert haben. Der Geschmack dieser simplen Kaugummis war gigantisch, man wurde beinahe süchtig danach. Das waren tolle, außergewöhnliche Begegnungen. Die Amerikaner galten immer schon als sehr kinderlieb, auch wir fühlten uns bei ihnen pudelwohl. Es war zudem spannend, wie ernst man von ihnen genommen wurde.

Unsere Mutter sah es allerdings nicht so gern, wenn wir uns so oft bei den Amerikanern aufhielten. An manchen Tagen beobachtete ich aber, wie meine Eltern selbst kleine Geschäfte mit den Amerikanern abwickelten. Mein Vater stellte auf der Drechselbank in

seiner Werkstatt wunderschöne Holzteller und Holzdosen her, und meine Mutter, die ja auch Ölbilder malte, verzierte diese dann mit Enzian, Almrausch und Edelweiß. Diese Bauernmalereien wurden mit großem Erfolg an die amerikanischen Soldaten verscherbelt. Bares gab es nicht viel dafür, aber oft Dinge für den Haushalt, die wir uns damals durch den Hausbau nicht so recht leisten konnten wie Schokolade und Zigaretten.
Einmal bekam ich den Schrecken meines Lebens, als mich ein dunkelhäutiger Soldat über einen großen Wasserkessel mit kochendem Wasser hob und so tat, als würde er mich darin kochen wollen. In meiner kindlichen Fantasie nahm ich das für bare Münze und nichts konnte mich davon überzeugen, dass es doch nur Spaß war. Ich lief schreiend davon. Es dauerte sehr lange, bis ich mich wieder in die Nähe dieser Soldaten traute. Und vor dunkelhäutigen Menschen machte ich noch lange einen großen Bogen, für mich waren es einfach nur Kannibalen!
Für meine Geschwister und mich war auch die jährliche Nikolauszeit nichts Erfreuliches. Bei uns in Oberbayern kam der sogenannte Krampus und dies mit einem lauten Spektakel und in Begleitung von Knecht Ruprecht. Wir Kinder versteckten uns immer unter der Eckbank in der Küche. Das nützte nur leider nichts, weil man uns dort ziemlich schnell hervorzog. Dann gab es immer eins mit der Rute. Schöne Erinnerungen an diese Zeit sehen anders aus!
Eines Abends ging beim Nikolausbesuch ein Kellerfenster zu Bruch, als die Gestalten zu wild mit der Ket-

te hantierten. Bei uns Kindern verstärkte das die Angst. Schade, denn eigentlich ist diese Vorweihnachtszeit etwas Wunderbares und Geheimnisvolles. Aber ein zerborstenes Fenster beruhigt keine Kinderseelen. Albträume waren vorprogrammiert. Die Eltern hingegen sahen die Rutenschläge des Heiligen und seines Gefolges als gerechte Züchtigung an.
Nie hätte ich meinen Kindern so etwas angetan, denn die Erinnerung an die Kindheit sollte etwas Schönes sein. Angst oder Respekt sind zwei sehr unterschiedliche Dinge, die man generell auseinanderhalten muss.
Gerne denke ich daran, wie ich mit meinen Kindern vor vielen Jahren zu St. Martin auf das Schloss Sigmaringen ging. Dort ritt ein Reiter als St. Martin auf seinem Pferd die Auffahrt hoch und schenkte den Kindern Orangen und Süßigkeiten. Das hinterließ schöne und außergewöhnliche Erinnerungen, die die Kinder heute noch gerne erzählen. Meine Söhne erzählen ab und zu noch von den Ereignissen in ihrer Schulzeit, die sie geprägt haben, die aber keinesfalls etwas Grausames an sich hatten. Nikolausbesuche in der Familie waren spannend, aber nicht gruselig.

Wenn du ein Schiff bauen willst, dann rufe nicht die Menschen zusammen, um Holz zu sammeln, Aufgaben zu verteilen und die Arbeit einzuteilen, sondern lehre sie die Sehnsucht nach dem großen, weiten Meer.
Antoine de Saint-Exupéry

Ein anderes Zitat von eben diesem meiner Lieblingsautoren heißt:
Man sieht nur mit dem Herzen gut, das Wesentliche ist für die Augen unsichtbar.

Dich habe ich nicht gewollt

Eine weitere Erinnerung von viel später, als ich bereits im Schwabenland in die Schule ging, ist folgende: Ein Lehrer, der äußerst unbeliebt war, zog mich am Ohr nach hinten. Als ich mich zu Hause beklagte, kam nur die Bemerkung: „Das schadet doch nicht, du wirst es verdient haben."

Die Schule damals ist absolut nicht damit zu vergleichen, wie es heute in den Schulen zugeht. Mein übertriebener Gerechtigkeitssinn kommt sicher nicht von ungefähr. Auch der ständige Drang, es allen recht machen zu wollen, hat da wohl seinen Ursprung.

Erst nach der ersten Krebsdiagnose kippte ich so langsam den Schalter um und dachte ohne schlechtes Gewissen an mein Wohlbefinden. Aber es war ein langer Weg, bis es tatsächlich funktionierte. Heute stecke ich das schlechte Gewissen in die Schublade und werfe den Schlüssel weit weg, und dabei geht es mir ziemlich gut.

Einen Satz meiner Mutter hasste ich: „Du brauchst ja nur mit deinen schönen Augen den Vati anzuschauen, dann hast du ihn schon von allem überzeugt. Aber mit mir läuft das nicht!" Und dennoch hatte ich kein großes Vertrauen zu meinem Vater, aber dieses Verhältnis konnte ich erst viel später einordnen. Das hatte andere Gründe, die ich hier nicht erläutern möchte.

Es ist schon eigenartig, dass sich Einzelheiten in ein Hirn einbrennen können und nichts auf der Welt sie wieder auslöschen kann. Ich sage immer: eingebrannte

Erinnerungen! So wie auch dieser grausame Satz: „Dich habe ich eigentlich nicht mehr gewollt, aber was sollte man machen?" Gibt es zu einem solchen Satz noch eine Steigerung? Was konnte ich denn ändern? Sollte ich mich umbringen, damit alle zufrieden waren, oder durfte ich diese Worte nicht überbewerten? Aber kann man solche Worte beschönigen? Wenn eine Mutter diese Worte zu ihrer Tochter sagt, wo soll das Kind die Kraft zu leben hernehmen? Und doch versuchte ich in meinem Leben, immer wieder alle Menschen zu überzeugen, dass ich es wert war, auf der Welt zu sein. War das nicht armselig? Bei all meinen Tätigkeiten, immer wieder dasselbe Ansinnen, ein Lob zu erhalten als Beweis der Lebensberechtigung!
Aber alles Strampeln half nicht viel, die vier Jahre ältere Schwester war es, die ausreichend Liebe bekam und die für mich ständig als Vorbild hingestellt wurde. Und die Brüder kamen, so denke ich, auch nicht zu kurz. Für mich wurden kleine Streicheleinheiten schon sehr sparsam eingesetzt. Ich kann mich nicht erinnern, dass mich meine Mutter einmal herzlich in den Arm genommen hat. Ich schmuste daher mit meiner einzigen Puppe. Nörgeleien der Mutter gehörten eher zum Alltag. Schade, dass man nicht einen Radiergummi benutzen kann, um bestimmte Erinnerungen auszulöschen. Aber in meinem Fall müsste das schon ein sehr großer Spezial-Radiergummi sein.
Später, als ich selbst Mutter war, habe ich mit meinen Söhnen häufig folgendes Spiel gespielt: Immer wenn im Alltag etwas nicht so gut lief bei meinen Jungs, ha-

be ich mich abends mit einem Kalender zu ihnen gesetzt. Dann haben wir einen roten Stift genommen und den dämlichen Tag ausgelöscht. Das war ein Mordsspaß für die Kinder – zudem war der Schlaf gerettet. Überhaupt war es mir immer wichtig, dass es abends friedlich in die Betten ging, ohne Streit, ohne böse Gefühle füreinander.
Die eigenen Erlebnisse haben mich doch mehr geprägt, als ich glaubte.

Trost gibt der Himmel. Von den Menschen erwartet man Beistand.
Ludwig Börne

Zeit – das wichtigste Gut

Es kommt sehr oft vor, dass ich über die Vergangenheit nachdenke. Ich stelle mir dann vor, manches anders zu machen. Vor allem würde ich mein Gefühlsleben rebellischer ausleben, nicht mehr stillschweigend alles akzeptieren. Aber man kann die Zeituhr leider nicht zurückdrehen. Ich versuche, das Beste daraus zu machen und die mir verbleibende Zeit so sinnvoll wie möglich zu nutzen. Für die kranken Menschen in meinem Umfeld versuche ich, ein guter Ansprechpartner zu sein. Dabei kommt so viel Dankbarkeit und Liebe zurück, dass man es nicht beschreiben kann.

Leider bleiben sehr viele Hilferufe unbeantwortet, da es viel zu wenige Anlaufstellen gibt, um verzweifelten Patienten erste Gesprächs- und Beratungsangebote zu bieten, wodurch die zur Krankheitsbewältigung wichtigen Maßnahmen nicht oder zu spät stattfinden.

Das ist ein Thema, für das ich mich derzeit sehr einsetze. Nur ein Betroffener kann so viel Emotionalität, so viel Herzblut mitbringen, um die Notwendigkeit bestimmter Maßnahmen bei Nichtbetroffenen klarzumachen. Und immer wieder bekomme ich zu hören, dass für eine solche Begleit- und Beratungsarbeit einfach die Mittel fehlen. Es dreht sich wieder einmal alles nur ums schnöde Geld! Und wie viele unnötige Dinge, die unsere Welt nicht braucht, werden jeden Tag ohne große Diskussion finanziert? Für Kriege in der Welt werden Unsummen ausgegeben und anschließend werden wieder Unsum-

men benötigt, um alles Zerstörte wieder aufzubauen! Paradox!
Neben dem Geld ist das Thema Zeit das wesentliche Moment in der ehrenamtlichen Arbeit. Mir fällt dabei eine Bemerkung von einer sehr lieben Krankenschwester ein, die mir neulich bei meinem Geburtstag sagte: „Da hast du aber bereits eine große Menge an geschenkter Zeit bekommen." Ja, liebe Kathi, du hast recht, so habe ich es noch nie gesehen. Aber das Leben nach der Diagnose ist wirklich etwas Besonderes, man kann es sehr wohl als geschenkte Zeit betiteln.
Überhaupt, der letzte Geburtstag war ein unglaublicher Tag. Früh morgens ging es mit Telefonaten los und die letzten Mails und Besuche kamen bis in den Abend hinein an. Danke an alle lieben Wegbegleiter, die an mich dachten!
Es ist schon etwas Besonderes, einen Tag lang im Mittelpunkt zu stehen, das bin ich nicht gewohnt. Das soll auch wirklich kein Dauerzustand werden, weil es mir fast unheimlich ist. Und für mich persönlich ist das ‚Geben immer noch besser als das Nehmen'. Denn mit dem Annehmen der Geschenke habe ich ständig ein Problem. An dieser Stelle noch rasch der Gedanke an das wunderschöne selbst gemachte Vogelhäuschen von Konrad zum Geburtstag. Es hat einen Ehrenplatz erhalten und wird ständig bewundert. Danke Konrad!
Konrad hat tatsächlich den Beruf verfehlt, er hat so ein großes Talent. Diesem Menschen ein Stück Holz in die Hand geben und einfach nur warten, da kommen herr-

liche Kunstwerke hervor. Wie schön, dass ich auch welche davon besitzen darf.
Doch zurück in meine Kindertage. Als ich ein kleines Mädchen war, bekam ich von einem entfernten Onkel bei seinem Besuch 10 Pfennige geschenkt. Ich weiß es noch wie heute, dass ich voll Freude mit diesem kleinen Schatz in den Einkaufsladen ging, um mir einen kleinen Streichkäse zu kaufen, den ich mir schon immer gewünscht hatte. Das kann man sich heute gar nicht mehr vorstellen. Meine Mutter schimpfte mich aus, als sie das mitbekam, hielt mein Tun für Verschwendung.
Wir waren früher wirklich sehr bescheiden. Den Wert von 10 Pfennigen, der für mich damals ein Vermögen darstellte, weiß man heute nicht mehr zu schätzen. Ich weiß auch noch, was ein Zuckerbrot ist. Bedenkt man, was heute allen Menschen materiell zur Verfügung steht, und sieht dann, dass es trotzdem keine Zufriedenheit gibt, ahnt man, dass Zufriedenheit nicht allein eine materielle Frage ist. Hunger kennt man doch letztlich in unserem Land nicht mehr, der Wohlstand lässt beinahe allumfassend grüßen.

Gegen die Schmerzen der Seele gibt es nur zwei Heilmittel: Hoffnung und Geduld.
Pythagoras, griechischer Philosoph

Glückliche Kindheitsmomente

Ich kann mich auch an Weihnachten erinnern, als wir Kinder uns an die verschlossene Wohnzimmertür schlichen, wo verschiedene Geräusche auf das bevorstehende Fest hinwiesen. Für meine einzige Puppe nähte meine Mutter aus Stoffresten ein neues Kleid. Allein die ratternde Nähmaschine ließ meine Fantasie spielen. Die Geschenke waren zu den Dingen, die Kinder heute bekommen, von geringem materiellem Wert, aber es waren wertvolle, kleine Schätze. Und vor allem waren sie zumeist kleine Zeichen von Liebe!

Eine wunderschöne selbst gebastelte Puppenstube von meinem Vater war der absolute Hit. Mein Vater war handwerklich sehr begabt. Leider wurde die Stube ohne mein Zutun irgendwann auf dem Müll entsorgt! Auch Murmeln, die in den schönsten Farben schillerten, waren damals zu Weihnachten ein Kleinod unter den Geschenken. Wir tauschten diese Murmeln in der Schule untereinander aus, wenn wir ähnliche Glasmurmeln schon in unserem Besitz hatten. Manche von ihnen sahen aus wie kleine Diamanten. Aus kleinen Kartons wurden Schatzkisten gefertigt, in die wir unsere wertvollen Schätze hineinlegten. Niemand durfte sich daran vergreifen.

Das waren die angenehmen Erinnerungen, aber es gab leider auch sehr viel Streit, dem wir nicht entfliehen konnten. Als dann unser Elternhaus anderen Leuten überschrieben wurde und wir ausziehen mussten, ging so ziemlich das letzte Stück unserer Kindheit verloren.

Von heute auf morgen hatten wir unseren Part als nunmehr erwachsenes Mitglied der Familie zu erfüllen. Wenn andere Kinder nach der Schule ihre Treffen hatten, war es bei mir noch lange nicht so weit, ans Spielen zu denken. Da meine Mutter nun wieder beruflich sehr eingespannt war und ihre wenige freie Zeit mit malen an der Staffelei verbrachte, wurde die Hausarbeit auf uns verteilt.

Später, als ich dann im schwäbischen Raum zu Hause war, freundete ich mich mit einem Mädchen an, das von einem Bauernhof kam. Es war für mich etwas ganz Besonderes, wenn ich in der mageren Freizeit mit ihr auf das Feld durfte. Dort gab es immer so herrliches Vesper und den ersten Most – mit all seinen Auswirkungen. Die Arbeit auf dem Hof machte mir unglaublich Spaß, denn ich gehörte dazu und hatte so etwas wie eine Familie, die mich mochte und akzeptierte. Ich erfuhr über meine Mitarbeit so etwas wie Wertschätzung. Auch der Ärger zu Hause, wenn ich wieder mal zu spät heimkam, hielt mich nicht von weiteren Besuchen ab. Es war wie eine Sucht, der ich nachlief. Aber kann man es verdenken? Meine Tage hatten mit einem Mal wertvolle Inhalte und abends fiel ich todmüde ins Bett.

Dort auf dem Hof lobte man mich auch mal, wenn ich flink und mit Freude an die Arbeit ging und wir das vorgesehene Pensum zusammen pünktlich erledigten. Die Freude an der frischen Luft und die gute Stimmung hielten meistens so lange an, bis man mich abends zu Hause wieder in die Realität zurückholte. Die Liebe zur Natur kam nicht von ungefähr, sie war mein Ausdruck

für die Suche nach Freiheit. An manchen Tagen wäre ich am liebsten aus meinem Elternhaus fortgelaufen. Ich erinnere mich, dass ich mit zunehmendem Alter immer rebellischer wurde und mir meine Freiräume erkämpfte. Auch im nahe gelegenen Freibad erlebte ich gelegentlich ein paar glückliche Stunden mit Schulfreundinnen. Diese sorglosen Stunden und etwas Normalität, dem Alter entsprechend, waren wertvoll. Ich kann mich auch an eine der ersten Eisdielen erinnern, in der eine Musikbox stand. Wie freuten wir uns, wenn jemand das nötige Kleingeld hatte, um die aktuellen Hits der damaligen Zeit abspielen zu lassen, und wir uns dabei gegenseitig das Tanzen beibrachten.
Zu dieser Zeit erschien an einem Nachmittag überraschend mein Vater mit seiner zweiten Frau im Schwimmbad. Sie war mir auf Anhieb unsympathisch, und als sie mich beide überreden wollten, mit ihnen eine Ausfahrt zu machen, weigerte ich mich. Danach habe ich meinen Vater nie mehr gesehen. Zu Hause hatte ich große Angst hatte, überhaupt von der Begegnung zu erzählen, denn ich fürchtete, dass ich fortan nicht mehr allein ins Freibad gehen dürfte. Dies wollte ich natürlich nicht riskieren.

Weinen kann auch heilsam sein. Es kann dich innerlich befreien von der Trauer, die in dir ist. Doch wenn du aus Selbstmitleid weinst, dann bewegt sich nichts in deinem Inneren. Du bleibst in deinem Weinen stecken – und machst dir nur das Gesicht nass.
Anselm Grün

Vieles wurde totgeschwiegen

Die Begegnung im Schwimmbad war der eigentliche Abschied von meinem Vater! Danach habe ich ihn nicht mehr gesehen. Und viele ungelöste Fragen bleiben für immer im Verborgenen. Aber wer weiß, wozu das wieder gut ist? Ich musste auch dieses Mal lernen, eine schwierige Situation zu akzeptieren. So ganz nebenbei erfuhr ich Jahre später, dass mein Vater gestorben war. Man hatte mir nicht einmal zu trauern erlaubt.
Ich dachte viele Jahre später einmal darüber nach, dass eine Steigerung des Elends in der Kindheit fast nicht mehr möglich ist: ich hatte keinen Vater mehr, die Großeltern mütterlicherseits durfte ich nie kennenlernen, eine Mutter, die nicht wirklich glücklich über mich war. Das war schon ein bisschen viel auf einmal. Ich begreife heute, warum ich selber so viel Wert auf Familie legte und bis heute lege. Es wäre fatal, diese Geschichten meines Elternhauses zu wiederholen.
Aber jeder damalige Versuch zur Entkrampfung der Atmosphäre, jeder Versuch, Antworten zu den offenen Fragen zu erhalten, wurde von meiner Mutter abgeblockt. Und wer sollte mir denn die Vergangenheit erklären, es war doch sonst niemand mehr da, den ich hätte fragen können.
So vieles wurde einfach totgeschwiegen. Keine Erklärungen, keine Gespräche, sämtliche Fotos und Erinnerungsstücke meines Vaters waren aus der elterlichen Wohnung verschwunden und gedankliche Erinnerungen wurden verschwiegen.

Aber viele Jahre später erzählte mir meine Mutter, dass in der Nacht, als mein Vater starb, ihre Uhr stehen geblieben wäre. Da lebten sie längst nicht mehr zusammen, aber sie glaubte nicht an Zufälle. Doch ich durfte sie nicht weiter aushorchen oder gar nach Bildern von meinem Vater fragen, dieses Thema war weiterhin tabu. Ja, wenn man nicht spricht, kann man sich auch nicht belasten – was für ein Irrglaube! Im Totschweigen war meine Mutter Spezialist. Ich bewahre immer noch eine alte Holzdose auf, die mein Vater selbst herstellte. Die konnte ich vor dem Müll retten.
Das Leben ging weiter und ich gewöhnte mich an alles, was blieb mir auch anderes übrig.
Einige Jahre später ging meine Mutter in Kur und brachte gleich einen Kurschatten mit, den sie später heiratete. Nun gut, Arno war ein sympathischer, sehr gepflegter älterer Herr, der mich, meine Kinder und meinen Mann gleich in sein Herz schloss. Über das neue Familienmitglied normalisierte sich das Verhältnis zu meiner Mutter für eine Weile, es entstand beinahe eine respektvolle Verbindung. Herzlichkeit ist zwar etwas anderes, aber wir konnten uns wenigstens normal unterhalten. Nach außen waren wir eine komplette Familie. Nur machte meine Mutter sehr große Unterschiede zwischen meinen beiden Söhnen, was das Ganze wieder belastete. Wenn mein Großer einen Zehnmarkschein bekam, erhielt der Jüngere ein Fünfmarkstück. Irgendwann sagte dann mein Kleiner: „Omi soll mir auch Papiergeld geben, das ist doch mehr wert!“, oder „Mag sie mich nicht so gerne wie meinen

Bruder?“ Als ich ihm erklärte, das soll er seine Oma selbst fragen, gab es lange Zeit gar nichts mehr zu sagen, man war beleidigt.
Was soll ich heute sagen: Die Steine auf dem Weg drücken nicht mehr so schmerzhaft. Es kam auf Dauer beinahe so etwas wie eine Großfamilie zustande. ‚Besser spät als nie‘, dachte ich oft. Meine Mutter wurde nach ihrem Tod in der Grabstelle ihres zweiten Mannes beerdigt. Das Grab pflege ich bis heute. Wer sollte es denn auch sonst tun, Freiwillige vor!
Ein Jahr nach dem Tod meiner Mutter erhielt ich dann die Krebsdiagnose.

Meine Gedanken stürzen auf die Wiese: da hängen vom blauen Himmel tausend Seile herunter. Und meine Gedanken wie ungestüme Knaben ziehen, zerren, reißen an den Seilen und läuten tausend Glocken droben im Himmel. Ich sitz' in der Dämmerung und warte, warte auf Antwort. Ich habe geläutet mit tausend Glocken, es haben die Wellen des himmlischen Äthers geschwungen, gefiebert von meinem Läuten. – Hat es niemand gehört auf der weiten Erde, niemand gefühlt diesen Sturm meiner Seele, diesen Ruf meines Lebens? – So hockt ein Mensch in der Dämmerung. All seine Gedanken stehn um ihn wie ungewisse Kinder – „Nun Vater?“ – und wartet, wartet, wartet.
Leben ohne Antwort von Christian Morgenstern

Kurze Momente von Glück spüren

Wieder eine Zeitreise zurück in die Kindheit.
An eine sehr heitere Geschichte erinnere ich mich noch wie heute. Am ‚Schmotzigen Donnerstag', wie es im Schwäbischen heißt, wurden wir Kinder immer von einer närrischen Gruppe von der Schule befreit und liefen dann mit diesen Fastnachtsnarren in die Stadt. Doch vorher fesselten wir unseren Klassenlehrer an einem Stuhl fest und alberten noch eine Weile herum. Und als wir mit den Narren in die Stadt loszogen, haben wir schlichtweg vergessen, den Lehrer zu befreien. Das gab allerdings in der Schule noch eine ordentliche Standpauke zu einem späteren Zeitpunkt, vom Dilemma zu Hause ganz zu schweigen. Lustig war es trotzdem, ich bereue es nicht, dabei gewesen zu sein. Vernünftig sein ist etwas für Langweiler.
Ich kann mich auch erinnern, dass ich in Kindertagen, als meine Mutter berufstätig war, mit einer Schulfreundin die Kleider und hochhackige Pumps meiner Mutter aus dem Schrank zog und wir ‚erwachsen sein' spielten. Mit Schmuck behängt, waren wir für Momente ‚die Dame von morgen' und wir vergaßen dabei alle Sorgen des Alltags. Im Prinzip waren wir nur Kinder, die sich auch wie Kinder benahmen. Doch im Spiel konnten wir die Rollen der Erwachsenen ins Positive verändern. Für mich war dies sehr wichtig. Unsere Rollenspiele konnten die Wirklichkeit verändern und ermöglichten es uns, wenigstens im Spiel etwas Normalität zu erleben.

Mein Glücksmoment aus dem Buch Ich hab jetzt die gleiche Frisur wie Opa, geschrieben von krebskranken Kindern

Auf der Wiese eine gelbe Blume, eine Butterblume, eine Hummel, die von den Blüten trinkt.
Glücksbrunnen: Im Himmel gibt es nur Mehrfamilienhäuser und ein großes, sehr buntes Einkaufszentrum. Es gibt auch viele Tiere wie Hunde, Katzen, Löwen und Elefanten. Die Tiere beißen nicht. Es gibt nur eine Schule, der Lehrer ist ein Engel, der jedem alles erklärt. Auch die Polizisten und Feuerwehrmänner sind Engel und passen auf, dass es niemandem schlecht geht. Wenn man traurig ist, bringen einen die Polizistenengel zum Glücksbrunnen. Das Wasser zeigt die Zeiten des Lebens, wo der Mensch lustig war. Wenn man dies gesehen hat, wird man wieder glücklich.
Norton, 15 Jahre

Wertvolle Spuren entdecken und hinterlassen

An was ich mich immer noch besonders gerne erinnere aus den Tagen meiner Kindheit, ist die Geschichte mit meinem ältesten Bruder. Der war zu diesem Zeitpunkt bereits im Bootsbau am Bodensee tätig und besaß schon früh ein eigenes Segelboot mit allen Schikanen. Dort durfte ich in den Sommerferien Tag und Nacht auf dem Boot verbringen. Das war eines meiner größten Abenteuer, die ich je erlebt habe. Gleich am ersten Tag kam spätabends ein Gewitter auf. Ich weiß noch wie heute, wie sehr mich meine Angst um meinen Bruder umtrieb, der auf dem heftig schaukelnden Segelboot mit den Segeln hantierte, während der Sturm immer heftiger wurde. Das Boot hing nur noch schräg auf dem Wasser, doch mein Bruder lachte mich ob meiner Sorge aus. Was hatte ich für eine Panik, dass mein Bruder ins Wasser fallen würde und ich dann hilflos auf dem See treiben müsste.

Aber auch dieser Sturm ging ohne dramatischen Zwischenfall vorüber. Ich habe diese Sommerferien geliebt, weil ich weit weg von zu Hause war und ohne Kontrolle in den Tag leben durfte. Das bisschen Helfen im Haushalt war mehr ein Vergnügen denn Arbeit, zumal ich mich mit meiner Schwägerin bestens verstand. Sie ließ mich aber gerne Kind sein. Eigentlich war ich unkompliziert und stellte auch keine Ansprüche.

Später hatte sich mein Bruder eine kleine Werft aufgebaut. Ich weiß noch, dass ich immer gerne zu ihm an den See gefahren bin. Die Zeiten auf dem Segelboot

waren für mich Erholung pur. Auch viel später, als die Familie meines Bruders ein Bauernhaus umbaute, war ich immer noch gerne bei ihnen am See, auch mit meinem Mann und den Kindern. Die Aufenthalte dort waren immer gemütlich und entspannend.
Als Kind war es noch eine ganz andere Situation gewesen. Wenn die Ferienzeit sich dem Ende zuneigte und ich nach Hause zurückkehren musste, wurde mir schon lange vorher eng ums Herz. Ich hatte nur selten das Gefühl, wirklich herzlich willkommen zu sein. Bei vielen anderen Kindern in meinem Bekanntenkreis spürte ich, dass sie Eltern hatten, die sie unterstützten. Wie wichtig das war, wurde mir in vielen alltäglichen Dingen klar. Die nicht vorhandene elterliche Anerkennung und Unterstützung war für mich immer ein schreckliches Gefühl und tat beinahe körperlich weh. Irgendwann macht man alles nur noch für sich selbst, um sich wenigstens irgendwie das Gefühl zu geben, etwas wert zu sein. Ein solches Verhalten hatte nichts mit Eigenlob zu tun, nein, es war einfach nötig, um ohne Schaden zu überleben.
Ich möchte an dieser Stelle viele Eltern dazu ermutigen, ihre Kinder nicht nur wertzuschätzen, es ihnen vor allem auch immer wieder zu sagen. Es ist ein Trauerspiel, wenn man in einem Hamsterrad strampelt und nie ein gutes Ergebnis einfährt, es ist einfach nur entmutigend und armselig. Wenn ich heute darüber nachdenke, weiß ich, dass es in meiner Kindheit eine Art Überlebensstrategie war, die mich und andere Menschen vorwärtstrieb.

Wenn meine Jungs früher in der Schule oder beim Sport etwas erreichten, dann zeigte ich ihnen meinen Stolz und gab ihnen das Gefühl, dass sie das Wichtigste in meinem Leben waren. Kinder brauchen ein gesundes Rückgrat, denn nur so können sie in unserer schnelllebigen und anspruchsvollen Zeit heute bestehen. Sie müssen ihren Weg zwar irgendwann allein gehen, aber das Rüstzeug dafür bekommen sie in erster Linie aus der Familie mit. Es ist ein fataler Irrtum anzunehmen, dass die Schulen für die Erziehung zuständig sind, das kann bis zum heutigen Tag weder diese Institution noch eine Lehrkraft leisten. Wie oft habe ich zu meinen Kindern gesagt, bleibt euch treu und geht euren Weg gradlinig und ehrlich. Individuelle Spuren kann nur derjenige hinterlassen, der etwas bewegen kann und will. Nachahmer gibt es zu viele, doch etwas Großes und Eigenes auf den Weg zu bringen, das kostet Energie und Fantasie, aber die Mühe lohnt sich.

Wenn ich mein Leben noch einmal beginnen könnte, würde ich gar nicht so viel anders machen wollen. Denn ich war eigentlich immer schon sehr sozial eingestellt und mein Egoismus hielt sich in Grenzen. Es hat schließlich nicht immer alles im Leben mit Materialismus zu tun. Viele große Menschen aus der Vergangenheit haben ihre Ziele mit viel Herzblut und wenig materiellen Mitteln vorangebracht.

Wenn man aus allem Negativen für sich etwas Positives herausfiltert, kann man damit etwas Sinnvolles und auch dauerhaft Wertvolles erschaffen. Wertvolle

Spuren hinterlassen, die für andere von Nutzen sind, das halte ich für sehr wichtig. So wie es für mich die Angelo-Stiftung für krebskranke Kinder und Kinder von krebskranken Eltern ist. Diese Stiftung war das Beste, was mir in den letzten Jahren passiert ist.

Der eigenen Sehnsucht auf die Spur kommen
Wonach sehnen wir uns? Was haben wir schon immer geopfert und bereuen es? Woran kann man diese Sehnsucht festmachen? Das leidenschaftliche Interesse an dem, woran sich unsere Sehnsucht festmacht, gibt Schub und bewirkt, dass die Lebensthemen auf das Bessere hin ausgerichtet bleiben, trotz Widerständen und Angst. Und auch die Orte der größten Niederlagen zeigen uns, was unabdingbar wichtig ist in unserem Leben. Scheitern wir im Zusammenhang mit unseren wichtigsten Anliegen an unser Leben, dann sind wir empfindlich, tut eine Niederlage weh ... Können wir uns an unsere Sehnsüchte erinnern? Sind sie in den Tagebüchern formuliert? Als namenlose Sehnsucht – ich sehne mich nach etwas Unbenennbarem – oder sehr konkret: Wenn doch endlich der Prinz käme!
Verena Kast

In meinem Leben haben Steine etwas Großartiges ins Rollen gebracht

In diesem Moment denke ich wieder an die Angelo-Stiftung, eine Einrichtung, die hoffentlich noch viele Jahre Kindern und Jugendlichen in der Region helfen kann. Gerade heute komme ich von einem sehr emotionalen Ereignis nach Hause. Zwei junge Männer machten sich die Mühe, für unsere Angelo-Stiftung mit dem Rad von Nürnberg nach Bad Saulgau zu fahren. Mit einigen Sponsoren, die so eine Art Kilometergeld spendeten, kamen die beiden sehr sympathischen Männer erschöpft nach circa 300 km abends an, wo wir sie spontan mit zahlreichen Mitstreitern empfingen. Bei einem kleinen Imbiss wurden die jungen Männer gebührend gefeiert. Es ist für mich unglaublich, dass manche fremde Menschen solch tolle Aktionen auf die Beine stellen, damit wir wieder kranken Kindern in unserer Region helfen können. Markus, einer der beiden Radfahrer, sagte mir als sie ankamen und die vielen Leute zur Begrüßung entdeckten: „Mein Adrenalin ist bereits wieder so angestiegen, dass ich noch ewig weiterfahren könnte.“ Ich vermute allerdings, die Müdigkeit hätte sie zu späterer Stunde sicher eingeholt.
Vor der Abfahrt habe ich ihnen noch zwei kleine Schutzengel mit auf den Weg gegeben, sodass sie auch ohne Blessuren wieder nach Hause kamen.
Was für großartige Menschen fast täglich meinen Weg kreuzen! Danke für solch tolle Begegnungen! Auch von unserer Stiftung waren Vertreter da und zwei Kids mit

ihren Müttern, die wir in der Vergangenheit schon durch Benefizaktivitäten unterstützt hatten, da sie aufgrund einer Krebserkrankung Hilfe benötigten. Gerade ihre Teilnahme an der Hilfsaktion für andere hat mich ganz besonders berührt.
Was ich damit sagen will: Auch die Steine in meinem Weg des Lebens haben großartige Dinge ins Rollen gebracht und mir dabei geholfen, mein Schicksal zu ertragen. Viel Schweres rückt beim Erleben dieser Solidarität anderer Menschen in den Hintergrund. Solche Tage sind sehr kostbar, man kann sie nicht mit Geld aufwiegen. Danke an Jens und Markus! Habt ihr nicht noch ein paar Brüder?

Es gibt in meinem Umfeld nur sehr wenige Menschen, bei denen immer alles glatt läuft. Auch wenn manche immer wieder behaupten, sie hätten niemals Sorgen, dann kann man es glauben oder auch nicht! Das Leben erscheint mir nun mal für alle Menschen eine Berg- und Talfahrt.
Nörgler und ewige Zweifler stehen sich selber im Weg und sehen die Sonne nicht mehr scheinen. Da bringt auch der beste Therapeut nichts mehr zustande. Heute ist wieder so ein Tag – kurz vor Ostern –, an dem viele meiner Mitmenschen nur genervt wirken, weil in den Geschäften ein großer Andrang von Kunden herrscht. Es würde mich interessieren, ob alle Käufer noch einen tatsächlichen Bezug zu Ostern haben. Vor allem, ob sie noch wissen, dass Ostern ein großer und wichtiger Tag im Christentum ist. Das üppige Essen nach der Fasten-

zeit ist bestimmt nicht die Hauptsache, sondern nur schmückendes Beiwerk für ihr Konsumgedränge. Dabei muss es doch jedem klar sein, dass ich, wenn ich vor Feiertagen in die Geschäfte stürme, einfach mehr Zeit einplanen muss. Organisation ist nicht nur ein Wort, die kann man tatsächlich lernen. Bei diesem Gedränge passiert es schon mal, dass jemand mit seinem Einkaufswagen in meine Hacken fährt, nur weil er glaubt, seinen Einkauf im Akkord bewältigen zu müssen. Ich versuche dann, trotzdem freundlich zu bleiben, denn ich lasse mich nicht von all den miesepetrigen Menschen in den Supermärkten und Einkaufszentren nicht anstecken.
Dabei fallen mir frühere Osterfeste ein, bei denen wir im Garten die Ostergeschenke versteckten und erst die eigenen Söhne, später dann Enkel Moritz herumflitzten, bis sie alles gefunden hatten. Ein leckeres Ostermahl und oftmals der erste Rhabarberkuchen sorgten für fröhliche Gesichter an der Tafel. Überhaupt halte ich große Familienfeste auch heute noch für etwas ganz Besonderes. Seine Lieben wieder einmal um sich zu wissen und Neues aus deren Leben zu erfahren, das war schon immer etwas Aufregendes für mich. Auch dieses Urvertrauen untereinander zu spüren, ist wichtig. Familie leben und erleben, da habe ich doch einen sehr großen Nachholbedarf!

Das Hauptmerkmal wahren Glücks ist Frieden, innerer Frieden.
Dalai Lama

Ein langer Prozess zu mir selbst

Mein jüngster Sohn wurde kürzlich 40 Jahre alt. Er hatte noch einen Geburtstagskuchen gut, denn eine Schulung machte es unmöglich, dieses Geburtstagsfest mit ihm gemeinsam zu feiern. So hatten wir zu Ostern wenigstens alle die Möglichkeit, gemeinsam seinen Geburtstag zu feiern und gleichzeitig das Osterfest zu begehen.

Es war bei uns in der Familie Brauch, dass die Kinder in früheren Jahren ein Wunschessen und einen Wunschkuchen zum Geburtstag bekamen. Das jeweilig andere Kind bekam zum Geburtstag des Bruders immer ein kleines sogenanntes Nebengeschenk, um keine Neidgefühle aufkommen zu lassen. Das hat immer sehr gut funktioniert. Damit wollte ich meinen Kindern etwas erfüllen, das ich selbst als Kind auch gerne erlebt hätte. Schon Wochen vor diesen Ereignissen machte ich mir intensiv Gedanken, um das Fest zu einem absolut schönen Tag werden zu lassen und den Kindern ihre verdiente Wertschätzung zu vermitteln.

Dabei fällt mir ein Tag aus meiner eigenen Kindheit ein. Es war zur Fastnachtzeit und ich muss so etwa zehn Jahre alt gewesen sein. Viele meiner Mitschülerinnen durften an einem Fastnachtsumzug in einem der Nachbarorte teilnehmen, natürlich in einer schönen Kostümierung. Angesagt waren zu der Zeit ausgeflippte bunte Blumenkostüme und ich wollte natürlich auch in so einer Verkleidung feiern. Es kostete viel Überzeugungskraft, auch von meiner Schulfreundin, bis ich endlich meine Mutter so weit hatte, dass sie mir ein passendes Kostüm nähte. Wie stolz war ich, dabei zu sein. Zu einem viel späteren Zeitpunkt habe ich von einem Lehrer bei einem Klassentreffen noch Fotos von diesem Umzug erhalten. Noch da konnte ich meinen ganzen Stolz spüren.

Bei diesem Klassentreffen meinte der ehemalige Lehrer im Übrigen, dass er sich an mich, die ehrgeizige kleine Evi, gut erinnern könne. Na, wenigstens bin ich einigen Lehrern durch meinen Ehrgeiz aufgefallen. Das konnte ich so stehen lassen.

Mit der Schulklasse machten wir einmal einen kleinen Ausflug, fuhren ein paar Stationen mit dem Zug. Ich war glücklich, einige Stunden meinen Pflichten und dem tristen Alltag daheim entfliehen zu können. Einfach nur normales Kind sein, das war für mich etwas ganz Besonderes. Diese gelegentlichen Schulausflüge sorgten dafür, dass ich mich nicht immer als Außenseiter fühlte. Ich konnte auch nicht mit meinen Eltern darüber diskutieren, denn dieses Thema wollten sie nicht als Problem wahrnehmen. Ich sollte meine Ansprüche gefälligst reduzieren.

Meine ältere Schwester hatte es da einfacher, sie fand stärkere Beachtung bei den Eltern. Ich durfte ihre abgetragenen Sachen tragen, während sie in den Genuss der neuen Sachen kam. Vielleicht mochte ich es aus diesem Grund später nicht gern, dass meine Jungs voneinander etwas anziehen sollten. Der Nachträger fühlte sich immer als zweite Wahl. Aber aus Kostengründen war es manchmal nicht anders möglich.

Meine Kindheit hat mich unglaublich geprägt. Nichts davon kann man heute noch ändern, was aber nicht heißt, dass man Dinge, die nicht optimal gelaufen sind, bei der kommenden Generation als Fehler wiederholen muss. Man muss seine Kindheit reflektieren und bei den eigenen Kindern anders handeln, den eigenen Kindern mehr Achtung entgegenbringen.
Auch spätere Ereignisse, wie die Diagnose Krebs, prägten mich auf eine sehr dramatische Weise, kann man doch nach der Krebstherapie nicht einfach sein gewohntes Leben wieder aufnehmen. Das ganze Leben mischt sich nach einer solchen Erkrankung neu, zudem verändert sich auch die eigene Persönlichkeit. Vieles muss man erst einmal verstehen, sich dann irgendwann wieder neu finden und akzeptieren, dies leider mit allen Schwächen und Fehlern.
Es hat lange gedauert, bis ich mich wieder einigermaßen leiden konnte. Mein Selbstwertgefühl, mühselig aufgebaut, war durch die Entfernung meiner Brust bereits wieder im tiefsten Keller angelangt. Ab sofort punktete ich nicht mehr mit dem Aussehen – was sollte dann bitte als Ersatz dienen? Andere Qualitäten waren gefragt. Wer sollte mich mögen, wo ich mich als Frau, als Mensch erst einmal selber ablehnte? Ein langer Prozess, den viele betroffene Menschen mit mir teilen. Wo war mein Selbstwertgefühl? Und wie kam man aus diesem Dilemma wieder heraus?

Ist die Zeit gekommen, bleibe ich nicht länger hier. Mein Herz lebt in diesem jungen Baum – in seinen Blüten, in seiner zarten Blätter Tanz. Meine Hoffnung auf immer neue selige Frühlinge bleibt bestehen. Ich selbst werde gehen.
Rabindranath Tagore, indischer Dichter

Die Natur ist mir Hilfe

Ich kann nur raten, in einer solch schwierigen Situation viel Geduld zu haben und eventuell auch professionelle Hilfe in Anspruch zu nehmen. Dauerschäden in der Seele lassen sich später schwerer regulieren.

Es kommt auch heute, nach vielen Jahren, noch immer vor, dass ich mich in Träumen vollständig erlebe und dann beim Aufwachen sehr enttäuscht bin, wenn mich die Realität wieder einholt. Spätestens im Spiegelbild merke ich die Wirklichkeit. Natürlich gibt es immer wieder Momente, in denen ich mir wünsche, wieder gut auszusehen und durch Attraktivität zu beeindrucken und nicht durch gelungene Aktionen für andere. Aber dann tadle ich mich selbst und hole mich wieder in mein jetziges Leben zurück.

Man kann nun mal nicht alles haben, und mein Weg geht derzeit in eine ganz andere Richtung. Und was kann man sich schon für sein Aussehen kaufen? Aussehen ist vergänglich. Aber die inneren Werte bleiben und zählen doppelt. Das vergesse ich leider ab und zu, weil in unserer Gesellschaft zum Teil das Gegenteil Bedeutung hat.

Die Steine auf dem Weg, sie sind manchmal nur kleine Kieselsteine, aber an manchen Tagen sehe ich einen ganzen Steinbruch vor mir. Was bin ich froh, dass mich mein gesunder Humor nicht im Stich lässt und ich auch über mich selbst herzlich lachen kann.

Das hat mir an manchen Tagen geholfen, mich einfach nicht so ernst zu nehmen. Es ist dann so, dass ich mich

in der anderen, der hilflosen Rolle nicht leiden kann und es somit nie lange dauert, bis ich wieder wie gewohnt gegen die stürmische Brandung schwimmen kann.
Viele Betroffene in meinem Umfeld suchen ihre Kraft im Glauben und holen sich dort wieder den nötigen Überlebensmut. Das allein reicht bei mir leider nicht, was nicht heißt, dass ich ohne Glauben lebe. Meine Familie stärkt mir öfter den Rücken, als ihnen bewusst ist. Auch bei dieser letzten Spendenaktion mit den Radfahrern. Als ich meinen ältesten Sohn fragte, ob er mit seiner Firma auch zu den Sponsoren gehören wolle, sagte er sofort zu. Auch das Rad-Dress und die weitere Ausstattung der beiden Radler wurden von seiner Firma gestellt. Das machte und macht mich doch sehr stolz auf meine Familie.
Wertvolle Momente sehe ich oft in ganz kleinen Ereignissen. Allein alle meine Lieben an einem langen Tisch um mich zu haben, das bedeutet Glück und unglaublichen Reichtum! Früher war mir das nicht so bewusst. Da werden die Lieblingskuchen gebacken und die Menüs gezaubert, die immer Anklang finden. Ich kann es nicht verstehen, wenn andere klagen, dass diese Feiern mit sehr viel Arbeit verbunden sind. Was bedeutet denn das schon? Das ist doch großartig, wenn sich die Familie um mich schart und das Neueste an Ereignissen erzählt. Schlimmer ist es, wenn ich zu Hause sitze und keiner mich mehr wahrnimmt. Ist man dann nicht bereits im Jenseits?
Demnächst steht wieder ein Geburtstag an und ich freue mich jetzt schon wie ein kleines Kind, diesen Tag mit meinen Lieben zu verbringen.

Auch die vielen Aktionen für meine Patienten sind mir nie zu viel, denn diese Arbeit wird geschätzt, auch von den behandelnden Ärzten und dem Pflegepersonal.
Mein Garten schmückt sich jeden Tag neu mit vielen Farben und Gerüchen von Blumen und Kräutern. Die nächsten Wochen werden für mich wieder zur schönsten Zeit des Jahres werden. Dort vergesse ich alle Sorgen und auch Schmerzen, bin einfach nur glücklich. Leider geht diese Jahreszeit so schrecklich schnell vorüber. Doch meine vielen Kräuter, gebündelt für aromatische Tees, bleiben und erzählen weiter ihre Geschichten aus der Natur.
Natürlich besuche ich nun auch regelmäßig Maria wieder, die etwa 30 Kilometer entfernt die schönsten Blumenwiesen angelegt hat. Ringelblumen und Kornblumen für meine eigenen Kräutertees hole ich mir dort zum Trocknen. Ach Maria, ich hoffe, du kannst das alles noch viele Jahre betreiben. Bei dir geht einem das Herz auf und die Leute nutzen das Angebot der Selbstpflückwiese mit all ihren Farben und Kreationen. Danke an dich und deinen Mann, mit dem du schon viele Jahre diese Arbeit auf dich nimmst.

Es gibt nur eine Heilkraft, und das ist die Natur, in Salben und Pillen steckt keine. Höchstens können sie der Heilkraft der Natur einen Wink geben, wo etwas für sie zu tun ist.
Artur Schopenhauer

Fragen der Wertigkeit

Ich komme gerade von einem meiner lieb gewordenen Schützlinge. Ein junger Mann, seit etwa sechs Jahren an Leukämie erkrankt, der mit großer Geduld und Ausdauer seine Höhen und Tiefen erlebt und aushalten muss. Seine Mutter möchte ihn endlich mal mit einer anderen, besseren Lebensqualität erleben, und es bricht ihr das Herz, weil es einfach nicht sein soll.
Die komplette Familie stützt ihn so gut es geht, aber es kostet sehr viel Kraft. Die Therapie hat dem Jungen viel abverlangt. Ich könnte es nachvollziehen, wenn er mal wütend ausrasten würde. Aber gerade seine ruhige Haltung macht es aus, dass ich größten Respekt empfinde und im Moment nur froh bin, wenn ich ihm in irgendeiner Weise helfen kann. Mein Gefühl, wenn ich von ihm nach Hause fahre, ist kaum zu beschreiben. Ich bin traurig und glücklich zugleich, auch wenn sich dies verrückt anhören mag. Aber es würde mir besser gefallen, wenn ich mehr für ihn tun könnte.
Darin liegt ständig dieser Zwiespalt bei meiner Unterstützung der Krebspatienten: Ich bin nie zufrieden mit mir und denke immer, es hätte doch noch etwas mehr sein können, was ich hätte erreichen sollen. Aber alles Grübeln hilft nicht wirklich weiter. Das letzte Quäntchen Glück wird sowieso woanders ausgeteilt, das kann nicht ich entscheiden, und es wäre vermessen von mir, das zu glauben.
Dieses Thema habe ich auch mit der Mutter des jungen Mannes diskutiert, sie hat auf eine ähnliche Weise rea-

giert. Man stößt immer wieder an die Grenzen des Machbaren.
Wenn man dann wieder mit den sogenannten Gesunden, Unversehrten zusammentrifft, wundert man sich nur, welches die sogenannten Sorgen im Alltag sind. Vor allem, was für Nichtigkeiten das sogenannte Glück gefährden. Die Fliege an der Wand kann da zum Drama werden! Ich habe mich manchmal nicht im Griff, wenn ich solche kleinen Erschütterungen auch noch kommentieren soll. Dann zähle ich besser bis zehn, um nicht auf eine verletzende Weise zu kommentieren.
Ich darf auch nicht erwarten, dass jeder meiner Mitmenschen begreift, wie nichtig manche Dinge im Alltag sind. Doch Geduld ist so eine Sache, die kann man sich nicht überziehen wie ein Kleidungsstück. Da lerne ich noch an mir.

Ich habe den Tod sehr nahe gesehen, und seit der Zeit sind mir eine Menge von Dingen, die die Welt fürchtet, eine Kleinigkeit.
Georg Christoph Lichtenberg

Kostbarkeiten im Umgang miteinander

Manchmal kommen mir traurige Gedanken, wenn ich zu Patientenbesuchen unterwegs bin. Es sind in den letzten Jahren so viele Menschen in meinem Umfeld erkrankt, und jeder muss mit seinem persönlichen Schicksal fertig werden. Manche gehen die Situation stark und gelassen an, andere wieder resignieren bereits bei der Diagnose. Viele, oft junge Menschen, werden später am Arbeitsplatz zusätzlich von ihren Kollegen ausgegrenzt, gemobbt. Grässlich und unentschuldbar, wie man mit Menschen umgeht, die durch ihre Krankheit nicht mehr voll belastbar sind.
Es gibt wirklich unglaubliche Geschichten, die oft von der Chefetage mitgemacht werden. Wenn kein Betriebsrat vorhanden ist, sieht es für den Betroffenen leider häufig schlecht aus. Kommt keine Hilfe von außen, bleibt oft nur die Kündigung, alles andere ist Suizid auf Raten. Ich selbst habe auch diverse Erfahrungen gemacht.
Viele Geschichten kommen mir in den Sinn, die ich mit Menschen erlebt habe, die mir Menschen erzählt haben. Und ich bin so glücklich, wenn sich wieder einmal eine Geschichte zum Guten wendet. Da ist ein unglaubliches Vertrauen zwischen mir und den von mir Betreuten gewachsen, jede dieser Beziehungen ist eine Kostbarkeit. Egal ob arm oder reich, jung oder alt, es sind so viele Erlebnisse, die jeweils einen eigenen Roman zum Inhalt hätten. Aber in einem Punkt ist es immer gleich: Ich freue mich, wenn ich etwas Gutes dazu bei-

tragen kann, dass diese Betroffenen wieder etwas Sonne am Horizont sehen. Es gibt nichts Schlimmeres, als mutterseelenallein mit einer Krebsdiagnose fertig werden zu müssen. Fast in jedem Ort in meinem weiteren Wohnumfeld habe ich meine Schützlinge wohnen und jede dieser Geschichten berührt mich immer wieder aufs Neue.
Es passiert mir leider sehr oft, dass mich fremde Menschen auf der Straße ansprechen und fragen, warum ich diese ganzen Veranstaltungen und Beratungen für meine Mitmenschen organisiere. Ich kann darauf keine Antwort geben. Etwas in mir treibt mich dazu – und ich kann es nicht mehr stoppen. Aber ich werde und will mich auch nicht dafür rechtfertigen, profitieren doch viele meiner Mitmenschen davon.
Ganz besonders erschüttern mich die Schicksale von sehr kleinen Kindern und auch von Jugendlichen. Verstehen sie überhaupt, was mit ihnen passiert? Kindliche Naivität wird da von einer Minute zur anderen niedergebügelt. Schmerzen müssen ausgehalten werden und das Urvertrauen wird zerstört. Kinder sehen die Erkrankung komplett anders. Sie können sie gar nicht verstehen, nimmt man ihnen doch ein Stück ihrer unbeschwerten Kindheit.

Zukunft hast du mir gegeben, doch du nahmst den Augenblick, nahmst der Stunde fröhlich Leben. – Nimm dein falsch' Geschenk zurück!
Friedrich von Schiller

Nutze jede Minute!

Diese vielen Erfahrungen und Erlebnisse, die ich in meinem Leben gesammelt habe, möchte ich nicht missen. Es gehört einfach dazu, dass man nicht nur auf rosige Zeiten zurückblicken kann, denn dann könnte man das Leben nicht wirklich wertschätzen. Das Maß bestimmen wir natürlich ein Stück weit selbst. Es heißt nicht umsonst, dass man nicht mehr auf die Schultern bekommt, als man verkraften kann.

So hoffe ich, dass mein Maß bald erreicht ist, denn mehr kann ich fast nicht verarbeiten. Der Rucksack ist voll und meine Schultern schmerzen.

Kürzlich kam am späten Abend im Fernsehen eine Sendung in der viele Menschen aus unterschiedlichen Erfahrungen heraus von einer Wende in ihrem Leben berichteten. Ich war fasziniert, dachte ich doch, genau so ist es auch mir ergangen. Die Wende, die schmerzhaft und gleichzeitig so wertvoll mein komplettes Leben nach der Krebsdiagnose aus der Bahn geworfen hat! Wie ich schon erwähnte, dramatisch und doch nicht mein Dasein vernichtend, denn das Leben bot mir plötzlich eine andere Wertigkeit. Hätte ich diese Werte auf normalem Weg je erkannt? Ich glaube nicht!

Jede Minute ist kostbar und hat es nicht verdient, dass man sie vergeudet. Und meine Sensibilität hat in vielen Bereichen große Fortschritte gemacht, von denen sehr viele Menschen profitieren. Man sollte die Mühe nicht scheuen, sein persönliches Schicksal zu hinterfragen.

Wenn man danach wichtige Erkenntnisse weitergeben darf, war nicht alles umsonst.

Mit dieser Darstellung meiner zum Teil wirklich steinigen Wegstationen kann ich nur einen kleinen Einblick in einige mich wesentlich bestimmende Faktoren meines Lebens geben. Damit möchte ich vermitteln, dass man in einem einzigen Leben vieles verarbeiten kann und muss, sonst würde man wie ein Krug daran zerbrechen. Viele Wunden sind bei mir verheilt, viele Narben bleiben ganz einfach präsent – und das ist gut so. So werde ich auf jeden Fall nicht zu übermütig und habe den nötigen Respekt vor dem Leben.
Ich habe da eine schöne Episode in dem Buch von Dale Carnegie gefunden. Sie wurde vom berühmten indischen Dramatiker Kalidasa verfasst und lautet:

Gruß an die Morgendämmerung
Sieh diesen Tag! Denn er ist Leben, ja das Leben selbst. In seinem kurzen Lauf liegt alle Wahrheit, alles Wesen deines Seins: Die Seligkeit zu wachsen, die Freude zu handeln, die Pracht der Schönheit. Denn gestern ist nur noch ein Traum, und morgen ist nur ein Bild der Fantasie. Doch heute, richtig gelebt, verwandelt jedes Gestern in einen glückseligen Traum. Und jedes Morgen in ein Bild der Hoffnung. So sieh denn diesen Tag genau! Das ist der Gruß der Morgendämmerung.

Was mache ich aus meiner Zeit

Wie kann man sich weiterhelfen, wenn man ab und zu noch die Dramatik der Diagnose Krebs verspürt? Man kann es sich nicht aussuchen und wird – je nach gesundheitlicher Verfassung – erneut tiefste Abstürze erleben, aber man muss wissen, dass man doch ein großes Stück selbst bestimmen kann, sozusagen sein eigener Regisseur ist. Wie sagt William Osler so schön: „Schließen Sie die eisernen Türen zur Vergangenheit und Zukunft. Gliedern Sie Ihr Leben in Einheiten von Tagen."

Es ist immer wieder eine Art Hausaufgabe, mir die Fragen zu stellen: Was mache ich aus meiner Zeit, jage ich nur banalem Unsinn nach oder fülle ich meine wertvollen Tage mit wirklich wertvollen Menschen und Begegnungen? Wo und wie kann ich mich einbringen?

Allein einmal im Garten eines Cafés zu sitzen, um die Gedanken schweifen zu lassen und dabei die unterschiedlichsten Begegnungen zu erleben, das ist für mich Luxus und Auftanken pur. Denn wenn man sich einmal die Mühe macht, dem Tag etwas Wertvolles abzuringen, gehört diese Zeit dazu, auch über sich nachzudenken und nicht nur den alten Ballast herumzuschleppen. Man kann es sich auch einfach machen, die ganze Welt als schlecht abtun und durch ständige Meckerei und Unzufriedenheit keinen Platz mehr für wirkliche Werte entstehen zu lassen. Das ist wie ein Hamsterrad, bei dem man nicht mehr aufhören kann zu treten.

Es liegt wirklich an jedem Einzelnen, die Welt schöner zu gestalten, das fängt nun mal im Kleinen an. Geben wir diese Aufgabe einfach als wertvolles Gut an die nächste Generation weiter!

Jetzt, da das Alter kommt, muss ich vom Wein lernen, mit den Jahren besser zu werden und vor allem der schrecklichen Gefahr zu entgehen, mit dem Alter Essig zu werden!
Hélder Câmara

Das ganze Leben ist ein Lernen

Es ist unglaublich, mit welcher Hartnäckigkeit sich viele negativen Gedanken beim Menschen in den Vordergrund drängen. Mit Wut oder Ungeduld lässt sich dieses Gefühl nicht vertreiben. Man muss selbst an sich arbeiten, um über das Negativdenken auf Dauer Herr zu werden.
Wenn ich mich bemühe, erkenne ich die Signale solcher destruktiven Momente beizeiten und lenke mich ab. Und inzwischen bin ich ein kleiner Meister darin, viele kritische Situationen zu umgehen.
Wenn man ständig mit Neuerkrankten zu tun hat, muss man Schutzmechanismen einbauen, ansonsten geht man selber zugrunde. Das hilft dann keinem! Sich in Geduld zu üben, gelingt am besten in den Ämtern, die für uns Erkrankte manchmal einen besonderen Slalomlauf bereithalten. Ich kann es verstehen, wenn Einzelne dabei resignieren.
Auch den eigenen Humor darf und muss man in seinem Leben mit ins Boot holen.
Und wenn wir uns hin und wieder vor Augen halten, was für ein kleines Moment wir im Hinblick auf die Größe dieser Welt sind und dass jeder von uns nur eine sehr begrenzte Zeit auf Erden verbringen kann, dann wird die Angst vor dem eigenen Ende auf ein normales Maß reduziert. Das hat nicht unbedingt etwas mit der Situation als Kranker zu tun. Auch der sogenannte Gesunde kann nicht wissen, was im nächsten Moment mit ihm geschieht.

Wir alle leben zusammen in einem Boot, nur begreifen es die wenigsten Menschen. Jede Minute ist kostbar, ob gesund oder krank, ob alt, ob jung! Die Erde ist ein Paradies, wir haben das Rezept dazu, es zum Blühen zu bringen.

Große Weisheit kann man im Übrigen nicht nur mit dem fortgeschrittenen Alter in Verbindung bringen. Viele Jugendliche strahlen trotz ihres geringen Alters eine große Weisheit aus, da sie durch eigene Erfahrungen, intensive Wahrnehmung und Auseinandersetzung eine unglaubliche Reife gewonnen haben.

Entspannung kann man mit meditativen Übungen wie Yoga, Qigong oder mit einer Muskelentspannung nach Jacobsen sehr gut in Eigenregie erlernen. Mir helfen diese Techniken, in kritischen Situationen wieder die Luft zum Atmen zu bekommen.

Doch man muss sich selbst darum bemühen, es zu lernen! Nichts auf der Welt fällt einem einfach so zu und nichts auf der Welt ist selbstverständlich!

Und in den kleinen Dingen etwas Großes zu sehen, das halte ich für lebensnotwendig.

Dabei denke ich gerade an unseren letzten Kochkurs. Wir bieten so etwas immer wieder mit unterschiedlichen Gruppierungen an, weil es ganz einfach Spaß macht und Entspannung bietet. Ein paar Stunden Fröhlichkeit erleben ist die Devise. Das Alter der Teilnehmer spielt dabei keine Rolle, denn man lernt in jedem Alter dazu. Schon bei Beginn des Treffens wird herumgealbert und neugierig stürzen sich alle in ihre Aufgaben in der Küche. Mit welcher Freude und welchem Eifer wird

dabei gebacken und gekocht, und das Schöne ist, alles zusammen wird später zu einem Büffet aufgebaut und verkostet. Alle Sorgen sind für einige Zeit wie weggeblasen, jeder bringt sich ein, Zeit oder Stress sind absolut kein Thema mehr. Gesättigt und mit neuen Rezepten ausstaffiert, gehen wir anschließend auseinander und haben zusammen einen wertvollen Abend verbracht.
Wie wichtig sind solche Dinge, denn gesundes Abschalten ist Medizin für die Seele. Nebenwirkungen sind nicht zu befürchten!
Auch andere Ereignisse wie Kosmetikseminare für Krebspatienten oder Farb- und Typberatungen, selbst gemeinsame Ausflüge sind äußerst wichtige Angebote, die ich mit Liebe arrangiere, um den Betroffenen eine Alternative zum Alltag anzubieten.
Verweilen in der Krankheit ist der absolut falsche Weg! Schade, dass man es nicht in Worte fassen kann, wie sich manche Stimmungen innerhalb kurzer Zeit zum Positiven verändern. Kraft tanken und den Akku füllen, nur dann ist man gefeit, um den eigenen Schwachstellen jeden Tag die Stirn zu bieten.
Was machen die professionellen Psychologen anders? Sie fangen auch ganz unten an und suchen die Schwachstellen in unserem Ich heraus. Erst sehr viel später wird an der eigenen Wertschätzung gefeilt. Und die eigene Wertschätzung ist bei vielen Erkrankten ein Fremdwort, bei Frauen noch häufiger als bei Männern. Frauen hatten zeit ihres Lebens zu funktionieren. Das war nun einmal lange Jahre ihre Rolle ... Erst durch die

Doppelrolle als Berufstätige und Frau/Mutter hat sich manches in den letzten Jahren etwas entspannt, leider noch nicht überall.

Der Enkel als wichtiger Ansprechpartner

Ich sitze auf meiner Terrasse und genieße den wunderschönen Sommertag. Besuch hat sich angesagt und mein frischer Erdbeerkuchen mit dazugehörendem Kaffee wartet auf die Gäste. Blumen blühen in Hülle und Fülle und der Duft von Lavendel erinnert an Frankreich. In der Provence gibt es ganze Felder von diesem wunderbaren Gewächs. Aus der Kombination mit meinen vielen Rosen in unterschiedlichen Farben ist der Lavendel nicht mehr wegzudenken.
Ich hatte an diesem Tag ein Treffen mit einer jungen, sehr attraktiven Frau, die erst ein paar Tage davor die Diagnose Brustkrebs bekommen hatte. Diese Begegnung macht deutlich, dass sich auch hier einiges geändert hat. Früher kamen die Menschen erst nach der Therapie auf mich zu, während sie heute oft schon vor Beginn der eigentlichen Behandlung mit mir reden. Das macht deutlich mehr Sinn, denn so ist es frühzeitig möglich, die Eigenverantwortung der Betroffenen zu stärken, sie so rechtzeitig mit Informationen zu versorgen, dass sie verantwortlich eigene Entscheidungen treffen können. Als Erkrankter bei den Therapieplänen ein gutes Stück mitbestimmen zu dürfen, die Verantwortung für das Gelingen der Therapie nicht nur auf die Mediziner abzuwälzen, das ist sicherlich der bessere Weg in der Krebsbehandlung, der in den letzten Jahren begangen wird. Hier hat sich die Einstellung auf beiden Seiten gewandelt. Und das ist gut so.

Morgen wird mein Enkel wieder einmal zu Besuch kommen. Ich freue mich wie ein kleines Kind, ihn und die Familie ein bisschen verwöhnen zu dürfen, und bin gespannt, was er alles an Neuigkeiten zu erzählen hat. Die Zeit verrinnt so rasch und bald wird er in ein Alter kommen, in dem er wahrscheinlich andere Interessen hat und einem anderen Publikum den Vortritt gewährt. Nun, als Großmutter hoffe ich natürlich, dass das nie passieren wird.
Als das Haus wieder leer ist, räume ich die letzten Reste des tollen Besuchs auf. Mein Enkel Moritz war wie immer sehr gut aufgelegt, und intensiv konnten wir uns über meine nächsten Aktionen unterhalten. Nicht nur, weil ich demnächst einen Auftritt im Fernsehen habe, fühlt Moritz sehr viel Stolz auf seine Oma, die durch die von ihr gegründete Stiftung ganz besondere Wege einschlägt. Ich hoffe, dass ich noch oft solche Gespräche mit ihm führen kann.

Uns im Herzen nahe sein

Unbedingt erzählen möchte ich noch von einem der letzten Ausflüge unserer Selbsthilfegruppen auf die Insel Mainau und einer Kräuterführung mit einem Pater mit anschließendem Kräuter-Büffet. Von Anfang bis Ende des Tages herrschte eine großartige gelöste Stimmung unter allen Teilnehmern. Schon unterwegs beim Aufbau des zweiten Frühstücks wurde gelacht und gealbert. Es war einfach toll, wie sich alle einbrachten.
Auf der Insel Mainau bildeten sich eigenständig kleine Grüppchen, und als alle wieder zum Bus zurückkamen, weil die nächste Etappe anstand, sah man nur entspannte und glückliche Gesichter. Mit der Fähre ging es weiter Richtung Meersburg und zügig zur letzten Etappe auf den Höchsten, wo wir eine sehr aufschlussreiche Führung durch einen sympathischen Pater über die Wirksamkeit der Kräuter erhielten. Schon Hildegard von Bingen, wie er meinte, sah die große Wirksamkeit und den großen Nutzen der Kräuter bei vielen Erkrankungen.
Das entspricht natürlich meinem Denken und Fühlen, habe ich doch mit Kräutern die eine oder andere Erfahrung bereits selbst gemacht. Und mein eigener Kräutertee findet auch immer wieder neue Abnehmer. Ich trinke ihn beinahe täglich, fühle mich herrlich bei diesem Getränk. Die Natur birgt schon seit Jahrtausenden ihre Schätze in sich, es liegt an uns, sie zu entdecken, zu bewahren und nicht durch Raubbau zu zerstören.

Das abschließende Kräuterbüffet kam bei allen Mitfahrenden unseres Ausflugs sehr gut an. Diese bunte Vielfalt von Kräutern, die verschiedenen Geschmacksrichtungen bei den Gerichten waren eine Freunde für alle Sinne. Den Besuch dort kann ich nur empfehlen! Zum Abschluss kann man noch den spritzigen Bodenseewein genießen und so doppelt für eine gute Nachtruhe sorgen. Ich hatte den Eindruck, dass an diesem Tag bei den meisten Teilnehmern Sorgen keinen Platz hatten. So fiel auch das Feedback entsprechend aus, alle waren mehr als zufrieden. Mein Fazit zu diesem Tag: Es braucht wirklich nicht viel, um wieder zu sich zu kommen. So ein Tagesausflug in die Welt der Kräuter kann viel bewirken – und das ganz ohne Rezepte und Therapeuten, vor allem ohne Risiken und Nebenwirkungen.

Heute kam überraschend mein ältester Sohn mit seiner Lebensgefährtin bei uns vorbei. Ich fand es wunderschön, ohne große Vorbereitung mit der Familie gemütlich auf der Terrasse zu sitzen, selbst zu erzählen oder den Geschichten der anderen zuzuhören. Für mich ist das immer wieder ein sehr wichtiger Teil des Lebens, unendlich wertvoll. Das Wetter spielte mit und wir hörten draußen die Vögel, aus der Ferne gelegentlich den Lärm eines Motorrads. Ein Gefühl wie im Urlaub. Die vielen Blumen um mich herum, ein gutes Glas Wein und ein leckeres Essen, die lieben Menschen, mehr kann man sich auch im Urlaub nicht wünschen. Das Wichtigste dabei ist, dass wir Menschen uns im

Herzen sehr nahe sind, dies aber nicht ständig ausdrücken müssen, es ist vielmehr ein spürbares großes Gefühl füreinander. Glück kann man nicht anders ausdrücken!

Inzwischen ist der Sommer ins Land gekommen und mein Garten übertrumpft sich mit seiner Blütenpracht in diesem Jahr selbst. Wenn ich von Beratungen und Betreuungen bei Patienten nach Hause komme, führt mein erster Weg stets in den Garten. Dort tanke ich auf und hole mir in der Natur die Energie, um in unserer schnelllebigen und hektischen Zeit weiter mit aller Kraft zu leben. Und wie schon oft denke ich auch heute bei mir, dass manche Menschen immer noch nicht begriffen haben, dass auch ihr Leben endlich ist. Dieses Auftanken zumindest für ein paar Minuten sollte sich jeder Mensch gönnen. Nur so kann man auf Dauer den täglichen Aufgaben gerecht werden.

Kürzlich wurde ich von einem Fernsehsender zu einer Sendung eingeladen. Ich überlegte, was ich denn an Wichtigem zu vermitteln hätte. Nun denke ich mir, es ist eine gute Plattform, um in der breiten Öffentlichkeit Anstöße zu geben, über seine Lebenseinstellungen nachzudenken. Inzwischen freue ich mich auf diesen Termin, denn so häufig hat man nicht die Chance, so viele Menschen mit seinen Gedanken zu erreichen.
Letztens durfte ich eine meiner erlebten Geschichten aus der wöchentlichen Beratung in der Klinik Tübingen in einem Hörsaal erzählen. Das hat mir sehr viel Freude

bereitet, da ich das Verstehen der zumeist jungen Ärzte im Hörsaal bemerkte. Es gibt sehr viele engagierte Ärzte, aber auch ihnen muss man gelegentlich eine Rückmeldung geben, damit ihre Motivation aufrechterhalten bleibt. Zu wenige Patienten und andere am Pflege- und Heilungsprozess Beteiligte denken daran. Es bricht mir ‚keine Perle aus der Krone', wenn ich einem sympathischen Arzt erkläre, wie wichtig mir seine Meinung ist. Der nächste Patient freut sich, weil er ein Gespräch mit einem entspannten Mediziner vor sich hat. Noch so manches andere liegt im Argen, auch in den Fortbildungen.

In Verantwortung für das Leben

Nun möchte ich es gut sein lassen mit den Erlebnissen auf dem steinigen Weg meines Lebens. Viele Steine säumten meine Tage in sehr außergewöhnlichen Situationen, vor allem in meiner Kindheit. Wenn ich noch einmal die Wahl hätte, wieder Kind zu sein und die Kindheit in dieser Form zu erleben, würde ich dankend ablehnen. Es ist gut, dass all das vorüber ist.
Meine mir verbleibende Zeit werde ich als wertvollen Schatz behandeln. Jeder Moment, den ich zufrieden erleben darf, ist kostbar. Wir haben das Paradies auf Erden, wir müssen es nur zu schätzen lernen. Das Leben ist ein Geschenk, es ist nicht selbstverständlich. Wir müssen mit unserem Leben gut umzugehen lernen, es vernünftig und verantwortlich behandeln. Diese Verpflichtung zum verantwortlichen Leben ist für mich ein wichtiges Argument für meine vielen Stunden im Ehrenamt.

Mein Dank geht an meine Familie, meine Freunde und Wegbegleiter. Ich danke den vielen hervorragenden Ärzten und Menschen in der Pflege. Danke auch an alle, die im Hintergrund immer für mich da sind.
Danke an meinen persönlichen Angelo, der ständig über mich wacht und meinem jetzigen Leben die Kraft vermittelt, die ich brauche.